U0237238

北京中医药大学
中医临床特聘专家刘方柏
最新力作

江尔逊学术观点75条论述

刘方柏

著

张永忠　李吉洪　刘　刚
陈海燕　黄文智　魏丽群　**协助整理**
陈　莉　郭　灵　刘曦昀

人民卫生出版社
·北　京·

图书在版编目（CIP）数据

江尔逊学术观点 75 条论述 / 刘方柏著. —北京：
人民卫生出版社，2022.4（2023.3 重印）
ISBN 978-7-117-32885-2

Ⅰ. ①江… Ⅱ. ①刘… Ⅲ. ①中医学 - 临床医学 - 经验 - 中国 - 现代 Ⅳ. ①R249.7

中国版本图书馆 CIP 数据核字（2022）第 030117 号

人卫智网	www.ipmph.com	医学教育、学术、考试、健康，购书智慧智能综合服务平台
人卫官网	www.pmph.com	人卫官方资讯发布平台

江尔逊学术观点 75 条论述
Jiang Erxun Xueshu Guandian 75 Tiao Lunshu

著　　者：刘方柏
出版发行：人民卫生出版社（中继线 010-59780011）
地　　址：北京市朝阳区潘家园南里 19 号
邮　　编：100021
E - mail：pmph @ pmph.com
购书热线：010-59787592　010-59787584　010-65264830
印　　刷：北京汇林印务有限公司
经　　销：新华书店
开　　本：710×1000　1/16　印张：10　插页：2
字　　数：149 千字
版　　次：2022 年 4 月第 1 版
印　　次：2023 年 3 月第 2 次印刷
标准书号：ISBN 978-7-117-32885-2
定　　价：69.00 元

打击盗版举报电话：010-59787491　E-mail：WQ @ pmph.com
质量问题联系电话：010-59787234　E-mail：zhiliang @ pmph.com

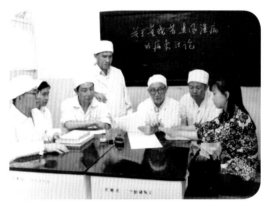

江尔逊（右三）先生与学生在一起（摄于1985年）

江尔逊先生（1917—1999），四川省乐山市夹江县人，乐山市人民医院主任中医师，首批全国名老中医药专家学术经验传承工作指导老师，早年先后师从蜀中名医陈鼎三、全国名医陈逊斋、承淡安，是乐山三江伤寒学术流派之创始人。

江尔逊先生潜心研习岐黄之术60余年，临床、授学、著述兼善其长，尤以善用仲景学说治疗疑难重症享有盛誉，是我国著名的经方临床大家。江老因师从三人均是伤寒研究大家，故平生奉仲景书为圭臬，提倡读书与临证相结合，理解与背诵不偏废。临床奉行病证合勘，针药并用，方证相应，寒温并补，主编《桂枝汤类方证应用研究》，点校陈鼎三《医学探源》，发表《运用仲景学说治疗疑难杂症的体会》《桂枝汤方证刍议》等学术论文60余篇。

曾任四川省中医药学会常务理事、仲景学说专业委员会副主任委员，乐山市人大常委会副主任、中医学会副会长及名誉会长，《四川中医》杂志编委，光明中医函授大学顾问；荣获四川省劳动模范，乐山市"拔尖人才"等称号，多次当选四川省、乐山市人大代表。

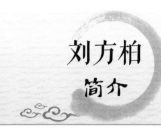

刘方柏简介

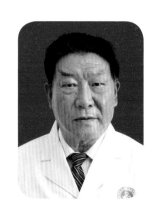

刘方柏，生于 1941 年，主任中医师。四川省第二届十大名中医，全国优秀科技工作者，第五、六批全国老中医药专家学术经验继承工作指导老师，北京中医药大学第一、二届特聘临床专家，南京中医药大学国际经方学院客座教授，广州中医药大学经典研究所客座教授，西安交通大学第二附属医院特聘专家，三江伤寒流派学术代表性传承人，特聘首届四川省干部保健专家，马来西亚中医师公会中央执行理事会特聘顾问。

从事中医临床 60 余年，累计诊治病人 70 余万人次。长期从事仲景学术研究，近 30 多年来致力于疑难病的系统研究，对重急奇顽病证具有独特的理论认识和丰富的治疗经验。

发表学术论文 80 余篇，所著《刘方柏重急奇顽证治实》出版发行后引起强烈反响，并被评为乐山市科技成果特等奖，还著有《刘方柏临证百方大解密》《刘方柏疑难证治二十法》等学术专著。

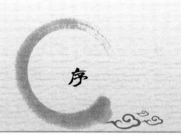

序

　　《江尔逊学术观点 75 条论述》是刘方柏先生的新著。他从江尔逊先生的讲稿、诊疗记录及师生交谈中选择了 75 个理论问题，并做了进一步阐述发挥，使原本抽象的理论问题变得具体、形象、鲜活而切合临床。这部著作是近年来出现的经方理论专著，期待此书的出版能让广大中医药工作者和经方爱好者受益！

　　江尔逊先生是现代经方大家。他的医学源于三位中医巨匠：承淡安、陈鼎三与陈逊斋。他临床针药并用，善治危急大症，在经方应用上尤其出色。他用经方，重视经典原文，独具慧眼，穿云破雾，擅长抓特征性方证，面对疑难病例，常以经方原方取效，思路方法不同凡响。可惜先生生前忙于诊务，著作不多，希望本书的出版能弥补遗憾，读者可由此追寻江尔逊先生使用经方的学术思想和理论渊源，可喜可贺！

　　刘方柏先生是江尔逊先生的高足，临床 60 余年，学验俱丰。若问经方能不能治重症大病？刘方柏先生是最有发言权的。在《刘方柏重急奇顽证治实》一书中，多少惊心动魄的大案，都给予了正面的回答。刘方柏先生当年在《中国中医药报》上发表的关于方证相应的辩论，是他深厚中医理论功底的证明，是他坚守经方的宣言，也是他传承江尔逊先生学术思想最好的答卷。今天，他又一次为传承江尔逊先生的学术思想做出了重要的贡献。

　　江尔逊先生开创的乐山三江伤寒派，历经刘方柏、余国俊先生的努力，近年来得到了长足发展，成为我国经方医学界一支重要的流派。经方医学流传千年，历代各地均有经方名家，挖掘和整理他们的学术思想和临床经验，是经方传承事业的重要课题。希望各地的经方爱好者像刘方柏先生那样,尽快搜集文献资料,抢救口述历史及经验,整理当今经方家的医著医案,让经方这一中华医学的瑰宝能接下来、传下去!

黄 煌

南京中医药大学国际经方学院

2018 年 11 月 22 日

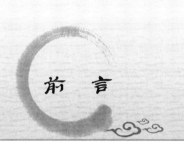

前言

　　萌生编写先师江尔逊学术经验专著的念头已久。而那种"瞻之在前，忽焉在后"的感觉始终束缚着我的手和脑，迟迟未能提笔。滚滚尘世催岁逝，在我忙碌的工作中，先师辞世转眼已越20年。我曾暗暗发誓决不容许再有迟疑，一定要在2019年先师辞世20周年时让专著面世，但终因诸多原因未能实现。

　　2016年南京医科大学副校长夏有兵教授专程来我寓所造访，约请我一定要写一部关于江老师的书。原因是他正在做一个对一代针灸大师承淡安的研究课题，课题需要对其传承体系进行梳理，先期已专访了承师散居在海内外的多名传人或再传人，他们都愿积极提供专著，以丰满课题。承淡安于抗战时避居四川，江老师曾专赴其借居的四川简阳一小镇，投其门下，从而成为其嫡传弟子。而我又是江尔逊先生的学术传承人之一，参与这一工作，既是对先师学术经验的总结，又是对这一重要课题的直接参与。就在那一刹那，我蓄念已久却终未动笔的困境，竟因他那充满虔诚和激情的精神所冲破。我深感此事不能再有拖延，必须倾尽全力将先师之学术精华贡奉于世。这样才能上以告慰先贤，下以传承学术。

　　于是，我把当年跟随先师的专题讲座、答疑解惑、火花拾零、学术思想拾贝等笔记，以及临床侍诊的典型病案记录等通通搬出，从中提炼出先师的学术观点75条。这些内容有简有繁，有时甚至只有只言片语，但却表明了先师的观点。

　　作为学生，在学术继承时，除直接继承外，还需要对老师学术观点进行整理、验证、拓展和创新。为此，我在每条学术观点下附上自己或已发表或未发表的见解。这些见解虽为己论，实根于先师。也就是说，全书以先师所论为根,以我的学习体会为形,故将书名为《江尔逊学术观点 75 条论述》。

"金麟岂是池中物,一遇风云便化龙"。承淡安先生乃一代巨擘,门下大师云集,像先师江尔逊一样多为各学科之翘楚,且都形成了自己的传承体系。江老一支的传承,以承淡安、陈鼎三、陈逊斋三位伤寒、针灸巨匠为起点,在传承中创立了乐山三江伤寒学术流派。这个流派上承三位名师,下传我辈,由我辈又再传两代,迄今已形成传承脉络分明的五代群体。这个群体以仲景学说为根魂,以擅用经方和针药并重为特点,以攻治疑难危重证为追求,以人文诸学为基础,以深研思维为特点。在整整一百年里,一直躬身于学术研究和临床诊疗。目前,第四代、第五代传承弟子已遍布全国和海外。

然而,由于时隔久远,先师及师祖的学术思想、学术经验,乃至其学术品格,都需要钩沉,需要推荐,也需要进行时代的解读。作为承淡安先生系列研究子课题,本书的出版但愿能使承淡安师祖、江尔逊先师之传道精神和学术经验飞越时空,焕发出新的学术光彩,以泽被当下,惠及未来。

夏有兵教授(现为徐州医科大学党委书记)感念先贤,笃志传承,奔走落实,为本书之催生者。南京中医药大学国际经方学院院长黄煌教授于课题初萌之时即予关注,本书付梓之前,又蒙其于百忙之中拨冗赐序,在此一并致以衷心感谢!

刘方柏

2022 年 1 月

目　录

技求精，业求勤，德求效，趣求纯

——经方大家江尔逊先师素描

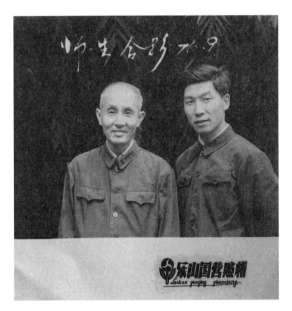

笔者与先师江尔逊先生合影（摄于 1976 年）

一个被称为临床医学大家的人，必然在一生施治无数病人的同时，成功挽救过大量危重患者的生命，并且有着极具影响力的著作传世或其门下新秀辈出。而在当今社会这些功绩又会由另一条"考核线"量化出来，那就是由业内的影响力、知名度所托起的权威度和由各级组织代表政府所给予的肯定度。

先师江尔逊行医 60 年，活人无算。1982 年于南阳召开张仲景学术研讨会，这是一次中日学者共聚，伤寒大家云集，学术水准极高，参加人数众多的专业盛会。会上先师以令人称奇的险重病案、令人仰慕的学术水平和令人信服的解读方式所撰写的学术论文《运用仲景学说治疗疑难重证的体会》，一经宣读，顿时获得了参会者的喝彩。可以认为，那一刻，其伤寒临床家的地位即已确立。而其后发表的60余篇与《伤寒论》相关的学术论文，则为这个"家"的地位赢得了更为广泛的认同。后来就有了"研究桂枝汤的权威在乐山"的赞誉。先师不仅精勤不倦，同时以事业发展、学术传承的高度传道授业，古稀之年尚举办高徒班，以培养高级中医人才。这一举措从事实上宣告了上承接承淡安、陈鼎三、陈逊斋三位伤寒、针灸大师，下传我辈之三江伤寒学术流派的诞生。这个流派由我辈又再传两代，迄今已成完整的百年传承体系。其中第四代、第五代传人已遍布海内外。

各级政府对江老的贡献做出了充分肯定。1990年先师被人事部、卫生部、国家中医药管理局确定为首批"全国继承老中医药专家学术经验指导老师"，并担任第一届乐山市人大常委会副主任。

江老1917年出生于四川夹江县，1999年辞世。在60年的行医生涯中，江老登峰越壑，涉流搏江，一路攀行，抵达了仲景学说研究者中寥若晨星的高度，成为后学者心中的宗师和楷模。我们在继承江老学术思想时，首先对其光辉人生的形成做一番探索和考究。这种探索就从他一生表现出的技求精、业求勤、德求效、趣求纯开始吧。

一、技求精

凡为医学大家，均是技术精良者，而其臻于精良之路是不完全相同的。一般说来，除嗜书如命，年高岁迈仍手不释卷，躬身临床数十年如一日，具极高的领悟能力，能化幽玄于浅理等这些相同点外，尚有各自不同的求索之途。就像百花园中争奇斗艳的花朵一样，各因其种属之异、土壤之殊、阳光之度、水分之适而娇艳。研究这种不同，能为后学提供可参可鉴之范体，并可在学习此范体时，参效别的范体，从而在不同熔炉中得到冶炼。

那么，江老学术之精是如何求得的呢？

第一，不断参拜不同学术背景的名师。江老幼少体弱多病，15岁时，其母即听经方大家陈鼎三（后来成为江老岳父）之劝，令其休学在家边养病边学医。按照陈鼎三先生的安排，在家闭门静读《黄帝内经》《难经》《神农本草经》《伤寒论》《金匮要略》等书。由读而诵，由诵而背，寒来暑往，历经 5 年，对上述经典已融汇于胸，尤其对《伤寒论》已能流畅背诵，方随陈师诊病。陈师带着一批弟子，白日诊病，夜间讲课答疑，因江老熟读经典，故水平遥遥领先。因陈师名播遐迩，不少危重证患者家属均需用滑竿（类似无棚轿）抬着陈师前往病家诊治。这种诊治一般都需住在病人家中，等待服药见效后方可离开。这完全是一种极为严格，甚至可称"残酷"的现场考试，因为药后无效是不能离开的。而陈师多以病人或转危为安，或病减热退、吐停泻止等主要症状消失的完满答卷交出。两年的跟师临床，使江老从一个医学生，转变成了一个医生，从一个书本知识的拥有者，变成了一个理论与临床的结合者。在此基础上，开始了单独行医且持续半个多世纪的临床生涯。陈师给予江老的，除了熟读经典、背诵经典、融汇经典的基本功外，还有救治一些疑难重证的"绝招"。这些绝招有的已经成了代代相承且广播医林的"杀手锏"。如三花汤治大头瘟，《古今录验》续命汤治风痱，豁痰丸治痰热壅肺危症等。

江老并未满足于现状。技必臻精的远大目标和好学求知的欲望涌动，使他努力扩展着自己的视野，寻找着新的学习天地。当时针灸在四川少见使用，对针灸稍有掌握者，每故作神秘，不愿轻易示人。而江老在研读《伤寒论》时，深感仲景擅用针灸，推崇针药并用的学术特点，于是有了强烈的学习针灸的愿望。机会总是留给有心人的，抗日期间，大批专家学者避难来川，而针灸大师承淡安和伤寒大师陈逊斋先生亦先后来川。江老访得陈逊斋在重庆办学行医的消息后，毅然关闭诊所，长途跋涉，只身前往。其执着精神和求学渴望深深打动了逊斋前辈，遂倾囊相授。

1947 年，江老闻听针灸大师承淡安先生带病从江苏无锡来川避难，住在简阳县（现简阳市）养马河小镇上，立即致函请求前往学习，当得到承老同意后，立即邀约家乡同道数人，赶至简阳，跟随承老，白日侍诊练针，夜晚聆听讲课。承老虽未脱病体，仍循循善诱，为了能让学生找准每个穴位和准确掌握针灸手法，常把手执针，传授操控。时隔 40 年，江老还常提起承师慈如父兄的授业情形。这段学习，江老不仅学得了针灸技术，也强化了他的临证思维能力。几十年后，江老在讲解《古今录验》续命汤治瘫痪的机理时，认为是脾胃突然升降失调而致，并引用跟承师时所学的理论为证。承师治一四肢痿废病人，久无进展，后据《素问·太阴阳明论》"脾病而四肢不用"，乃独取"脾之大络"的大包穴，终使痼疾痊愈。可见江老对承师学术的传承，已远远超出了一针一穴等具体诊疗层面。学习过程中，江老目睹了针灸的神奇效果，为日后针药并用治疗各种病证培养了有效的手段和方法，也为日后针药并用临床特色的形成打下了坚实的基础。

如果说得一名师必会成为人才，那么，得两名师则可成为超群之才，而得三名师亲炙者，必会成为卓尔不群之大才。江老成为大才，是在技必求精的路上紧执一个"求"字得来的。

第二，不断借鉴和吸纳西医之长。江老虽身居一隅却视野开阔，反对门户之见，提倡中西合参。因此，他在早年攻读中医书籍时，即兼读了一些西医书籍。中华人民共和国成立后，江老成为为数不多的最早进入公立医院的中医师。1959年由县医院调到市人民医院在西医病房从事中医工作，并且在查房、会诊、病历讨论中学习了大量西医知识，也有机会观看尸体解剖，从中受到了极大的启发，并将之作为辨证论治时的参考要素。但参考绝非主体，江老坚持以中医为主体，吸纳西医之长，以丰满和完善自己，这是其技得以精的又一个重要原因。

此外，江老出身书香门第，历代崇尚读书，血液中涌动着自觉的读书上进因子。

中医界公认读经典、做临床、跟名师是中医大家的成功之路。但不可否认的是，同样坚持走此路的人中，所达到的高度是大相径庭的。而为什么会有如此的不同呢？江老在这里发挥了范本作用。纵观江老在这条路上，无论哪节哪段所表现出来的渴求、追求和探求精神都是强烈的。渴求标示着主动性，追求标示着目标性，探求则标示着创造性。因而，这种主动性、目标性和创造性的发挥，直接决定着一个医家所能到达的高度。这是我们从江老技求精的过程中所得出的一条经验。

二、业求勤

江老一生勤于读书，15岁即熟读了中医四大经典，还读了陈鼎三先生为授徒而编写的《医学探源》。该书作为教材，江老不仅熟读牢记，多年后，还将之校点付梓，公开发行。除此之外，江老广览博求，数十年来，手不释卷，深居简出，在读遍了其父（亦为医者，只是英年早逝）留下的大量医书后，还常去书店，凡遇喜爱之书，总打紧家中其他开销，将书购回家中，如饥似渴地阅读。这种勤奋地读书，不仅筑牢了根基，丰厚了学养，也使江老在学与用的不断验证过程中，渐渐地对一些古代著名医学家的特点、专长与不足做出了自己的认识和评价。如对医学大家张景岳和陈修园的评价，江老认为景岳文采飞扬而修园之方用之更验。因而江老平时甚爱陈修园的《南雅堂医书全集》。又如黄元御之《四圣心源》，江老对其"天人合一，一气周流"的理论与临床紧密结合之论述颇为称道。作为经方大家，江老研读伤寒名家之著甚多。除对张志聪《伤寒论集注》，张令韶《伤寒论直解》等的气化学说进行了深入研究和推广使用外，对程郊倩之《伤寒论后条辨》，周扬俊的《伤寒论三注》，沈目南的《伤寒六经辨证治法》及钱天来的《伤寒溯源集》，王子接的《伤寒古方通》等大量名著均深读细研，并常于讲课时对其中某个观点进行述评。江老勤于学习的范围不限于某一流派，甚至不限于国内医家的著述。他对日本汉医学家之著述亦爱不释手，举凡汤本求真之《皇汉医学》，丹波元坚之《伤寒论广要》等均反复阅读。专研之余，还读了一些西医书籍。如此勤奋地读书是江老生活的主色调，是他学术根基不断牢实坚固的夯实力，当然，更是他临床活人无数、降服病魔的力量之源。及至垂暮之年，江老仍秉承放翁"灯前目力虽非昔，犹课蝇头二万言"之精神，苦读不辍。

江老一生勤于思考，勤于总结，勤于问难，并将这种由"勤"得来的结果放在临床中验证，经反复验证后再予传授和推广。如对伤寒脏厥与蛔厥的条文研究后，通过长期观察，发现蛔厥的范围决不限于吐蛔，更不是"胆道蛔虫症"所能代表的，从而，全面拓宽了对蛔厥的认识和对乌梅丸方的应用。又如从病机实质入手，打破伤寒和温病界限，融经方与时方理论于一炉，对小柴胡汤和香附旋覆花汤治疗胁痛的病因、病机、症状等做了全面论述，在为临床提供治疗胁痛有效方的同时，还做了创新的理论构建。江老喜爱经方，但从不囿限。对一些虽有经方所主，而感力逊者，每宗仲景所论病机，以效专力宏之时方治疗。如仲景对因"重亡津液"，表现为"其人咳，口中反有浊唾涎沫"之"热在上焦者，因咳为肺痿"之津液枯燥、肺虚且热证，所出的麦门冬汤，江老感其力薄，而细审唐容川所制豁痰丸，更适此证。通过临床反复验证，确认了豁痰丸为治疗热伤肺阴、肺燥津伤之肺痿的高效方。

江老在长达60年的临床生涯中，始终立足经典，参合各家，融会贯通，创新拓展。这期间，无不贯穿着一个"勤"字。他的勤是终其一生的，而其勤奋以求的目标则是多方面的。即勤于刻苦攻读，勤于独立思考，勤于临床实践，勤于质疑问难，勤于总结经验和勤于薪火相传。当这些"勤"集于一身，坚持一生时，练就一个临床医学大家应当是必然的。这也许就是一个羸弱少年能成为医学大家的缘故吧。

三、德求效

江老少年学医之始，便读了影响其一生的《伤寒论》，而书中张仲景的自序成为他毕生效法的行医准则。这不仅因为他对仲景"余每览越人入虢之诊，望齐侯之色，未尝不慨然叹其才秀也"的景仰先贤品格之敬佩，也不仅因其对"各承家技，终始顺旧"的有力批判，更在于以下两点：一是对仲景尖锐指出的"竞逐荣势，企踵权豪，孜孜汲汲，惟名利是务"的价值取向的鄙视，二是对"上以疗君亲之疾，下以救贫贱之厄，中以保身长全"的职业定位的高度认同。可以说前者决定了江老一生的生活态度，后者决定了江老一生的目标追求。

江老平生潜心读书，埋头做事，平易待人。顺当时，不张扬高调，如荣获省劳模称号，任省人大代表、市人大常委会副主任时，仍无声无息。而被分配到边远山区，一些地方需用双手抓地爬上山路才能到达的边远小镇，孤灯只影生活时，仍那么从容淡定。每日除看书外，自付邮费，为来信求诊的病人"信"诊。任凭煎熬，不曾动过一丝"靠关系"而改变现状的念头。而面对自己的目标追求，他秉承仲景爱人知人、爱身知己之精神，躬身临床，认真对待每一个病人。《伤寒论·序》这篇悲天悯人之作所闪耀的精神，直接铸就了江老的医德根基，成为他一生的座右铭。

江老高尚医德中还闪耀着另一个医学大家的精神因子，那就是孙思邈的大医精诚精神。江老早年常随陈鼎三出诊，严格受到"又到病家，纵绮罗满目，勿左右顾眄；丝竹凑耳，无得似有所娱；珍馐迭荐，食如无味；醽醇兼陈，看有若无"的行为规则训练，以致在后来的一生中，从不在诊室病人面前谈任何与诊病无关之事。

对于病人，不论其身份地位，认识与否，悉遵"普同一等，皆如至亲之想"。而对"见彼苦恼，若己有之，深心凄怆，勿避崄巇、昼夜、寒暑、饥渴、疲劳，一心赴救"的要求，尤其严格遵守。如在西医病房中需要中医会诊的病人，不论上班下班，随请随到。下乡下厂义诊，无论如何，都会将排队候诊的病人看完。门诊号满，忍着饥饿也会把从远处赶来的病人加号看完。甚至对异地一些来信求诊的患者，也复信寄方。总之，病人在江老心中的地位，就是"人命至贵，重于千金"。

江老潜心效法张仲景和孙思邈的医德精神，达到了忘我的高度。60岁时缓办了退休手续，70岁时仍坚持坐诊，而在年逾80岁时仍坚持在临床一线，直至病倒在床，默然辞世。在江老退休返聘的20多年里，国家正值改革开放，多少赚钱机会，多少利益诱惑，而江老坚持敬效先贤，甘守清贫，用自己采撷医学巨人精神铸就的身心，挡住了时代洪浪的卷袭，循仲景"余宿尚方术"之道至终。

我们将"大医精诚"对医者的要求列成条款，竟与江老一生的行为表现高度吻合。

1. 坚持终身不辍的学习。

2. 把治病救人作为誓言恪守。

3. 严守医患关系中对医者行为的要求。

4. 遵守以病人为首务，而不患得患失的临床准则。

5. 诊疗必须精心、倾心。

6. 严格避免诊疗场所中不该出现的行为。

7. 不诋毁他人，不非议同道。不骄傲自满，不自吹自擂。

8. 不以药谋财，不以医谋利。

9. 不故意用难找之药等手段故作高深。

这是对大医精诚精神的提炼罗列，也是对江老一生临床的真实写照。我们似乎到了难以分辨的程度。

因而，可以肯定地说，对于仲景所提出的医德总体要求和孙思邈所列举的具体准则，江老不但效之，更追效之，甚至神效之。

四、趣求纯

读万卷书，行万里路，识万个人，是不少人成才之路，也是不少医家身上所共有的特点。这类医家有着广泛的兴趣，如喜读书但不限于医书，而是广读博览；好旅游，以求见多识广，身心愉悦；品茗饮酒以提高生活品位；华丽服饰以保形象光辉。这当然是一群思想活跃，生活丰富，学贯古今的医家。但不可否认的是，名家大师中还有一大群另类，他们身居斗室，远离尘世，埋头苦读自己专业之书，食但求饱，居但求安，衣着朴素，淡于人际。由于中医学是极具人文性的传统科学，因而以这种传统修为作为生活方式的医家绝非个别。这是一个属于老子所称的"知者不博"的群体，江老即是其中一员。他一生饱读医书，精研医学经典，而较少涉猎医学外的书籍。他一生中除出席南阳学术会外，几乎未出过四川省。他滴酒不沾，也无饮茶习惯，粗茶淡饭，布衣布履，只有病人关系而无其他社会网络。然而，他并非崇尚清教徒生活，反而对生活充满热爱。我请他参加野炊等活动时，他不仅十分乐意参加，而且表现出对大自然无限的热爱。江老这类医家与前面兴趣广泛的医家相比，其趣显然较为单纯，而这种单纯既是其生活反映，更是其一生的选择和恪守。因而我们可以将其概括为"趣求纯"。

"趣"包括情趣和志趣。情趣多由其生活状况所反映。而志趣作为行动或意志的趋向，则多由工作情况所体现。这里，江老志趣之"纯"即凸显了出来。

江老一生临床不辍，晚年时为将自己毕生所学传授后人，开办了高徒班。此班以继承江老学术经验、整理其学术思想为己任。通过公开招生，考试录取，江老共招收了5名学员（含一名助手），学期3年。学习内容以仲景学说为主体，以《内经》《神农本草经》《温病条辨》等医学经典为必读，以各家著述为参读，以文史哲类书籍为辅读。学习方法是理论上以自学为主，不定期地进行专题讨论、导师讲课、答疑解惑。临床上，学生每日跟师门诊，独立完成诊治，老师现场修改审定。形式上要求不拘一格，大胆地提出问题，并由助手进行文字学、文章学、逻辑学、思维学方面的辅导，积极开展教学互动。坚持读书与临证相结合，理解与背诵不偏废，随时开展集体学习和讨论，要求按时完成命题学术论文，鼓励自选题目勤写学术论文，定期检查学习笔记和要求的阶段学习小结。总体目标是，系统继承江老学术思想，使学生经方运用水平显著提高，知识缺陷得到弥补，理论、临床和写作能力得到大幅提高。

江老用自己的强烈事业心创办了这个班，在 1985 年 3 月 2 日的开班仪式上，他饱含深情地说："这遂了我 30 余年的一个心愿，在我有生之年，一定将我的知识点点滴滴地交出。"在开班一周后的医德教育小结会上，江老更动情地谈道："我亲身体会到，早年陈鼎三老先生因忙于诊务，丰富的临床经验已经失传，《医学探源》只是由学生整理出来的极小一部分，实在遗憾。今天办这个班，正是为了把陈老先生的学术经验传承下去，这是我 30 年来的夙愿。我们不是为名，不是为利，不是赶时髦，是为了真正把这份遗产继承下来，不能被任何事冲淡我们的这个目的！我风烛残年，朝不保夕，就是为了完成这一夙愿！"这是一个医学家的心声，这是一个中医卫道者的誓言！

在这样光辉人格的感召下，在这种精神力量的驱动下，开班不到半年即在《四川中医》发起了桂枝汤是止汗剂还是发汗剂的学术讨论热潮，发表学术论文 24 篇。其中得到江老赞赏的是，学生提炼出导师学术观点 30 条。在学习阶段小结会上，江老高兴地说道："今天有的同志提炼归纳了 30 个学术观点，这些观点我并未说，全是自己提炼，我感到很高兴。"江老这席话为提炼其学术观点从方法上指明了方向，也为我写这部书提供了思想基础。而就在这样的情况下，江老仍未放松，并严格要求"每周每个人至少提出一个问题，并简要附以自己的看法和已查阅过的东西"。更难能可贵的是，这些材料，江老不仅过目细审，有的还写出纠正意见和评语。

江老极重医德，这在高徒班得到了鲜明的体现。入学考试仅一道作文题——《伤寒论·序》读后感。显然，这既是在测试学员的医德认识水平，更是在昭示这个班对医德特别重视。入学后的前 10 天为医德教育，要求熟读《伤寒论·序》和《大医精诚》后做到以下几点：①不要企踵荣华，惟名利是务，最低要淡薄；②指导思想要明确，要急病人所急，如仲景所说"感往昔之沦丧，伤横夭之莫救"；③治学上要刻苦，要"勤求古训，博采众方"，要热爱事业；④严守职业道德（医德医风、言行举止）。

　　高徒班的创新人才培养模式和卓有成效的教学成果，迅速引起了相关方面的重视。1985年10月14日，开班才8个多月的高徒班迎来了一批盛大的采访队伍。队伍由《健康报》社副总编率领，除该报驻四川、云南、贵州、西藏和福建的记者外，四川电视台和川报记者也参加了采访。记者们除对办班形式和短期内即出了如此多的成果表示高度肯定外，对江老的医德精神表示了特别的赞赏。采访信息在多种报刊报道后，江尔逊高徒班几乎成为当时全国正兴起的师承教育的效仿模式。

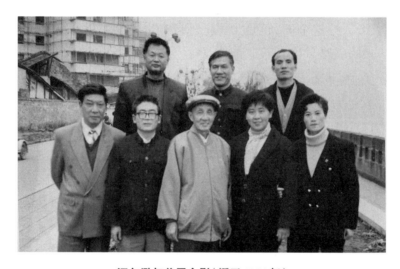

江尔逊与弟子合影（摄于1994年）

　　1996年10月15日在乐山市人民政府副市长主持下，举办了江老80华诞和从医60年的庆祝大会。我蒙师恩尤深，在1976年即跟江老进修1年，求学期间来去均住其家中。那时居住条件极差，师母和家人都不在，斗室之内，师生纵谈。这期间我不仅走入了恩师的生活世界，更走入了他的精神世界。面对盛会，我感慨万千，随即填写了《满江红》一阕：

　　岁月梭流，今与昨，岐黄痴迷。攻医道，名师三易，年少家离。羸弱身躯遍尝药，披阅著述等身齐。效神农，体验复精研，扬真谛。

　　耄耋至，未歇笔，忙诊断，勤授业，两万个子丑，矢志不渝。空谷足音越洋渡，桑榆晚景仍奋蹄。伟业丰，不悔衣带宽，心犹急！

而不曾料到的是，1999 年江老即卧病不起，并于当年 7 月 7 日溘然长逝。噩耗传来，我身战栗，我心滴血！随即写出对联两副：

壮丽人生

青春年华投入济世救人事业，六十载临床不辍挥汗来路

耄耋岁月犹念祖国医学发展，无数度笔耕口授激励后生

医魂永驻

噩耗传来，神州岐黄学子仰问苍天，何催斯人逝

撒手西去，蜀中疾病患者侧目身畔，疑是您走来

这是对江老一生完整的总结，这是学生对恩师的哭唤，这是患者对名医的难舍！

老子云："大方无隅，大器晚成，大音希声，大象无形。"江老以自己不拘一格的精神，探索着行走的路；以奋斗不辍的精神，炼成了大师；以鄙视浮华的精神，修炼出高尚的心志；以创造性的精神，培育出人才。其业绩早已超越了仅供临摹的形象范本，而已升华成了一种中医大家所特有的境界。这种境界所体现的精神，是需要一代代中医人永远去追求的。

临床散论篇

○一　七步读法研仲景

　　江老乃经方大家，自幼熟读仲景著作。我在长时间跟师过程中，通过抽取、总结、提炼和归纳，将江老终身不辍研读仲景之法总结成仲景著作七步研读法。而此七步虽谓读仲景书法，实对读所有医书都具有普遍指导意义，故置于书首。我想，这对初学、深研、精究等任何阶段的人都会有参考作用。

这七步读书法为：反复熟读，背诵读，字斟句酌读，合勘注家读，上溯《内》《难》读，联系临床读和参阅百家读。其中反复熟读和背诵读是基础读法，字斟句酌读、合勘注家读和上溯《内》《难》读是精读。而联系临床读和参阅百家读是应用。

　　仲景书之所以称为经典，不仅因其将《内》《难》精深的理论转化成了具体应用，确立了辨证论治体系，也不仅因其承集了东汉以前之经方，系方书之鼻祖，还在于它精辟的论述和字字珠玑的文字遣用水平。而这一切，不仅为我们提出了需要精读的要求，也为我们提供了背诵的可能。

　　江老少时即已熟背《伤寒论》和《金匮要略》，但考虑到当今社会的实际，已很难有人能闭门苦读至可通背两书，他要求学生起码应把有方的条文背熟。而精读则是进一步的要求，它可从一个字上读出一层奥义，从文字背后读出文章，从而获得"有方时效其用，无方时会其神"的效果。江老系精研经方的大家，因而在这方面为我们提供了不可胜数的实例。如仅从"静而复时烦，须臾复止"和"其人躁无暂安时"，这一烦躁有无中间歇止的细小差别,判断可治与否。并从"静而复时烦"这一典型症状表现,会意到蛔厥不一定有疼痛和厥逆,从而重新界定了蛔厥。又如通过对《伤寒论》用人参的19个条文研究,识得人参不仅是治气虚津伤之药,更是阳亡阴竭时急救之药。再如将后贤研究《伤寒论》成果之一的气化学说推广运用于临床,以救治疑难病证。在阅读方法上强调一定要首先熟读原文,再读注家。因为注家立论无不以自己的实践为基础,因而众说纷纭,使原著的深邃义理难于显现。故"浅注""释义""串类"等注家之言,永远只能作为"二手"参考,当然这些参考也是十分重要的。

精读的目的,全在于运用。江老运用经方救治疑难病证之水平,臻于炉火纯青之地步。如在继承师祖陈鼎三用《古今录验》续命汤治风痱之经验后,对该方的应用范围加以发挥,进而对个别虽然显效但始终不愈的患者,根据其均是风证,均有四肢不灵症状,投以"治大风,四肢烦重,心中恶寒不足者"的侯氏黑散,收到了治愈的效果。这不仅弘扬了上辈发掘出的治风痱的高效方,更为个别仅用该方效果欠佳的特殊证型,找到了有效的治法,因而具有了方法学的意义。

联系临床读是最基本也是最重要的一种读法。它可使你带着问题找答案,也可使你在读时了悟临床之难题。江老强调,要达到最佳效果,最好是背诵条文。因为能背诵条文,遇着病人时,才能在脑中将病情自然地与条文对照,从而找到最相近乃至最精准的对应治法。不会背诵条文是不可能产生这种效应的。如江老治一心悸不安、全身震颤断续发作月余的青年女子,患者发作时身颤抖不能站立,厚盖被褥也不能止。根据其无发热恶寒之表证,符合"心下悸,头眩,身𥆧动,振振欲擗地"之真武汤证,直投真武汤加龙骨、牡蛎,仅服一剂震颤即止,数剂则心中悸等症悉除。联系临床就是要勤于实践,不断验证,不断探索,并加以丰富和发展。如栀子柏皮汤治身热发黄,该方验之临床,其力稍逊。而江老在联系《金匮》"诸黄,腹痛而呕者,宜柴胡汤"后,认为木郁犯土,故对黄疸而兼有感冒症状者,不论其发热与否,均以"小柴胡汤"疏达肝胆郁热,散解胃肠积滞,若消化道症状明显者,加平胃散、二陈汤或酌加藿香、茵陈。

所谓江山代有人才出,仲景后历代医家不仅极大地创造和发展了中医学理论,而且创制了无数时方。江老不仅十分擅用这些时方,并将一些疗效极佳的时方视作经方。同时还把有的时方的源流，如该时方系某经方发展而来，从而能补该经方之不足，梳理得十分清楚，并能贴切地应用到临床。如得之于上焦热之肺痿证，其症状为咳嗽，吐浊唾黏涎之牵丝痰液，仲景将其病机定为"重亡津液"，出麦门冬汤以治。而江老却感到此方力逊，并从唐容川所制豁痰丸方所主证候中，看到该方是治疗这类痰热壅肺、津伤肺痿最好之方。而该方之组合思想和选药原则都脱胎于麦门冬汤，因而，凡遇此类病人，悉以豁痰丸治，皆收到了奇特的效果。

可见，奉原著为圭臬是前提，读书与临证结合是根本，背诵与理解并重是关键。

七步读书法，一步有一步的重心和特点，学习时可订出自己的中长期目标。如以三个月或半年为一个阶段，要求自己通读一次《伤寒论》《金匮要略》，背诵哪些条文，参阅多少位医家的注论，每读一次力争能发现和提出几个新问题，临床遵照用、参合用、发展用几个经方，从百家著述中体会到多少经方与时方的关系……这些问题在实践中显然是交织的，而只要坚持不懈，通过十年八年的努力，这种交织就会成为交融，而这种交融意味着你已进到新的层面，这种层面是由已熟悉了仲景著述，已治愈了大量病人，已开阔了学术视野和已获得了满满信心为原材料筑成的坚实平台。它必将使你从新的平台和新的起点上开始新一轮的跨步。

〇二　六经实质是脏腑经络气化的综合概念

"六经"概念的确立，是《伤寒论》研究的重要成果。自晋人皇甫谧最先使用"六经"二字以统括伤寒后，朱肱在《类证活人书》中直以"太阳经""阳明经"等称之，汪琥更说"仲景书止分六经"。自此，历代医家对《伤寒论》的研究，都是在六经为纲的前提下进行的。但因六经概念是在"辨太阳病脉证并治、辨阳明病……"等六个论述单元的基础上提出的，六个单元除独立意义外，更有着十分复杂的内在联系。各家对于各个单元和它们间的复杂关系的不同认识，导致了对"六经"的不同理解。因而，古往今来，不但有"经界""经络""脏腑""气化""症候群""六病""阶段""层次"等认识,更有"体力亢奋与衰减""神经病理单位""非特异性的相对过程""多种概念的高度综合体""证候的抽象"等新观点。上述认识当然都有其特殊角度和一定意义,但似乎未揭示六经实质。而欲明其实质,当从六经的病位、病性、兼夹证三方面加以探析。

(一)从病位角度研究,提示六经内涵

六经病位,一般多从阴阳消长和表里层次两个侧面进行认识。如以太阳为三阳、阳明为二阳、少阳为一阳,太阴为三阴、少阴为二阴、厥阴为一阴;太阳为表,阳明为里,少阳为半表半里等。阴阳消长是古人对客观世界,特别是气候变化一般规律的概括性认识。如《素问·天元纪大论》说:"阴阳之气各有多少,故曰三阴三阳也。"它被用于说明人体生理病理时,能起宏观概括病情的作用,而对于纷繁复杂的临床证候来说,不能起具体指导辨证论治的作用,阴阳学说与表里概念结合后,可较好地体现各经证候在疾病发展过程中的不同阶段,以及病位的浅深和病情的轻重。但它仍不能完满地解释《伤寒论》中的一些重要问题。例如,少阳病位于太阳、阳明间,还是阳明、三阴间;条文出在某篇,而其病不属该经者,当归属何经。它除了能以治则层次(如太阳主表可汗,阳明主里可下)指导临床外,对于深入具体的辨证论治仍缺乏指导意义。而原书"辨××病脉证并治"却都在一定范围内讨论了对各种复杂证候的具体治疗。作为概括这种复杂情况的"六经",其内涵显然不是表里层次所能代表的。因而,"经界""阶段层次"等过程论显然没有揭示六经的本质。那么,六经的实质究竟是什么呢?这首先应明了"经"的含义。六经中每经都有手足两经,并固定有两脏腑与之联系,所谓脏腑,除指实质脏器外,更多的是指其功能活动。经络"内属腑脏,外络于肢节",网络全身,运行气血,既有独立的功能,又从属于脏腑功能。气化则是脏腑经络生理功能和病理变化的概括,脏腑经络是物质基础,气化是其表现形式。分而言之,脏腑为本,经络为标,气化为用。合而言之,三者的综合含义即六经。由于病邪侵犯人体未有不作用于某脏腑经络,扰乱其功能,并通过气化形式反映于外而成证候的。因此,抓住脏腑经络气化综合反映,就抓住了疾病的本质。这是仲景辨证方法的基本精神,也即后世从仲景这种辨证方法中概括出的"六经"的内涵和底蕴。正因于此,六经证候中一般均有典型的脏腑病证、经络病证和气化病证,这首先从提纲证里即可得到体现。如太阳经包括膀胱和小肠。膀胱为津液之腑,小肠泌别清浊而渗入膀胱,二腑以水液为本,水之气寒,故太阳称为寒水之经。

太阳主外,为人身之藩篱,外感风寒伤及肤表之阳,卫阳不能司卫外之职,外寒与本寒相合,表现出"脉浮,头项强痛而恶寒"之寒水伤阳之病,故以"太阳之上,寒气治之"概括之,这是侧重以气化角度概括。他如少阳经侧重从经络角度,而阳明、太阴、少阴、厥阴则又是侧重从脏腑角度确定的提纲。在对疾病进行具体辨证论治时,更是如此。如"发汗过多,其人又手自冒心,心下悸欲得按者,桂枝甘草汤主之",是对过汗损伤心阳的辨治(按脏腑辨);"少阳中风,两耳无所闻,目赤,胸中满而烦",是郁火之邪循少阳经络上扰(按经络辨);"少阴之上,热气治之"的体现(按气化辨)。当然,所谓综合含义,绝不止于脏腑、经络、气化三者孤立临床见证,更多的是指其综合反应。如太阳经证不解,可循经入腑,这是从脏腑经络联系角度看,但其发病机制是,太阳寒水遇寒则凝而不能化气,邪与水结,致小便不利,这又是"太阳之上,寒气治之"之故。这种或从脏腑,或从经络,或从气化,或从三者联系的角度对疾病进行辨证的精神,贯穿了《伤寒论》全书。显然,阴阳消长和表里层次病位说,仅是在浅表层次上对六经的一种相对性概括。

(二)从病性角度研究,明了六经体系

六经作为脏腑经络气化的综合含义,必然可从一定程度上反映出各经的病性,这种病性一般多以三阳为实热、三阴为虚寒加以概括。但这仅是从总体上大概而言的。如何才能较准确地概括各经的病性呢?笔者认为,气化学说中各经之"本"气,实即各经的病性。这便是"太阳之上,寒气治之;阳明之上,燥气治之;少阳之上,火气治之;太阴之上,湿气治之;少阴之上,热气治之;厥阴之上,风气治之",即说寒、燥、火、湿、热、风分别代表各经之病性。如"太阳之上,寒气治之","寒"为太阳之本气,则太阳之病必夹寒;"阳明之上,燥气治之","燥"为阳明之本气,则阳明之气必夹燥……这就从原则上表明了各经的病理特性。在这个原则基础上,联系中见之气,从化关系,并同脏腑经络结合进行分析,就能对六经进行较深入的认识,明确六经各个体系的具体内容。

兹以少阳病为例,简要说明。少阳病提纲"口苦咽干目眩",反映了其"火"气之本的病理。少阳包括手足少阳经络和它们所络属的三焦及胆腑。因手少阳三焦属相火主司化,足少阳胆属甲木主从化,故手少阳以手经三焦主令,足经从化。而三焦所赅者广,外而躯壳腠理,内而胸胁腹腔均属之,病时,除可见到本经络和胆腑病证外,邪客于腠理则偏表而往来寒热,客于胸胁则偏里而胸胁苦满,默默不欲饮食,心烦喜呕。且三焦主持诸气而通调水道,其气化失司,既可见无形之邪客于胁下而成胸胁苦满之小柴胡证,也可见有形之水饮停聚胁下而成胸胁苦痛之十枣汤(轻者即时方之香附旋覆花汤)证。通过这样联系认识,少阳病证就清晰可辨。可见,抓住脏腑经络气化,从病性入手,深入研究,每经的具体病证不仅会朗若列眉,而且会自然形成体系。这不仅具有重要的临床意义,对正确认识六经亦大有裨益。

(三)从兼证角度研究,凸现六经本证

　　识别各经兼夹证,辨识各经附录性质的条文,是明确各经本证的重要方法。仲景为了反映各经的病理联系,在论述该经本证时,总是插论常见的兼夹证(兼证与夹证不尽相同。兼证是与本经证候密切相关之证,治疗时可立足本经病机特点,从复方角度进行加减;夹证是与本经证候关系不大的单个症状,是单味药加减的根据)或列出容易混淆和密切相关的其他证候,以作鉴别。因而,识别这些条文,明确其"附录"地位,也就可以删除枝蔓,凸现主干,更准确地认识六经。如少阴病在展示其本经证候的同时,将太阳阳虚不能主外而露出少阴底板的麻黄附子细辛汤证、麻黄附子甘草汤证,阳明土胜、肾水干涸的"三急下"证等作兼证提出。为了防止与厥阴病混淆,又将与少阴"四逆"极易混淆的厥阴吴茱萸汤证等作为鉴别条文提出。仲景这种重视鉴别、提示兼夹的论述方法,在处于"枢机"病理要位的少阳病篇得到了充分体现。少阳篇在列出兼太阳之柴胡桂枝汤证,兼阳明之大柴胡汤、柴胡加芒硝汤证的同时,列出了"伤寒六七日,无大热,其人躁烦"的邪已入阴的鉴别条文。而由于少阳病与太阳病病理密切相关,因此,将少阳病主证主方(96 条)在具总论性质的太阳病篇列出。这样,少阳病主证主方列于太阳病篇,而实为太阳、阳明,乃至三阴的表里不同证候,却反在少阳病篇论述。若不明了仲景上述特殊论述法,在认识六经初始阶段各经主证时即会误入门径。该条在小柴胡汤后连用七个"或"字，则又是对夹证治疗的具体举例。这种对照、举例、辨疑、论兼的"附录"性质条文，各经均有，只要抓住脏腑经络气化进行分析，就能识别。坚持用这种正面认识与侧面旁求的方法进行剖析，散见于全书的各经本证自会如线贯珠，清晰而有序地集于一体，夹叙于各篇中之他经条文亦会得以剥离。这样，六经自会主证明确，兼证清楚，夹证昭然。

以上即本文所谓的"三个视角，一个焦点"透视六经。

○三　临床治疗须针药并用

江老擅长针药并用。这既是师承沿袭之故，也是临床所需。他自学中医之初，在精研仲景书之同时，即熟读了孙思邈之书。二人同是他顶礼膜拜之楷模，又同样是针药并重的医学大家。张仲景在《伤寒论》中身体力行，使用针灸达 13 次，其中有单独使用，也有针药并用。在太阳病、阳明病、少阴病和厥阴病中都有使用。而孙思邈在《备急千金要方》卷一《论治病略例》中即明确指出："凡欲和汤合药，针灸之法，宜应精思，必通十二经脉，辨三百六十五孔穴，营卫气行，知病所在，宜治之法，不可不通。"正是基于遵先圣之教诲和感临床之急需，江老在得知针灸大师承淡安先生和针药兼擅的陈逊斋大师因避战乱来川的消息后，毅然两次关闭诊所，不惧长途跋涉，分别去简阳和重庆拜师学习。承淡安先生拖着病体，每日手把手地传授针刺手法，示范简捷而准确地寻找穴位的方法。两位大师不仅悉心传授技术，还以高尚的医德和平易近人的态度影响着他。几十年后，江老在选某穴进针时，还能回忆起承老执手相教的情形。

江老投师承淡安、陈逊斋两位老师后，益发体会到针灸和药物同为临床治疗手段，既各有千秋，而在协同使用时更有相得益彰的效果。《伤寒论》不仅有十多条用针灸的条文，而且在论治坏病时，常将药误与针误兼提，反映了仲景时代针灸和药物联合运用之普遍。

当今社会，虽然针灸已有了极大的发展，在临床实际中已不再是一个医生在开药物处方的同时，又施以针灸治疗，但对一些疾病，特别是急证或顽证的治疗,若能针药配合运用,效果是远优于只用药物的。如雷某,突然四肢麻木、失用(不完全性瘫痪),并呈阵发性呼吸吞咽困难,有气息将停之象,神志朦胧,时而瞳孔反射消失。西医诊断为急性脊髓炎,上行性麻痹。入院7天经多法抢救无效,家属已准备后事,邀江老会诊。江老在处以《古今录验》续命汤的同时,针刺风府、大椎、肺俞、内关等穴。仅一天,患者症状大减,危象即去。守法治疗4天,诸症竟奇迹般地消失。病房内西医大夫惊讶不止,江老亦深为感慨地说,像这样危重的病人,若不循仲景针药并施和方证相对的方法治疗,是很难挽救生命的。因此,在分工较细的今天,内科医生掌握一定针灸技术,运用针药并举方法,不仅可提高临床疗效,对发扬仲景丰富多彩的治疗思想,拓展临床思路,都具有积极意义。

江老强调,对一些急症患者,针灸操作简便,生效迅速,可远快于药物发挥作用,具有十分重要的使用价值。如陈某,双手指突然剧烈疼痛,拘急不伸,呼号大叫,痛不欲生。西医诊为肢端动脉痉挛,注射氯丙嗪、哌替啶等无效。诊其十指微冷,皮肤稍青,断为寒凝血滞,经络痹阻。急用泻法针刺外关、八邪,当扎入第二针时疼痛即大大减轻,等到所取穴位针完,疼痛已经全止。留针一个小时,竟已安然入睡。后以当归四逆汤合芍药甘草汤(加重白芍、甘草用量)加乳香、没药、桑枝等治疗,很快痊愈出院。

临床中我也曾尝到过针灸治疗的甜头。早年在基层医院,一日,一个刘姓青年男子突然发生腹部刀割样剧烈疼痛,病人蜷曲缩至一团,不敢稍动,伴轻度呕恶,面色苍白,四肢厥冷。因是昔年同学,知其长期为十二指肠溃疡所苦,此次长途颠簸回乡省亲,劳累复加饮食所伤导致溃疡穿孔。而所在乡镇医院没有外科,纵然抬到数十里外的县医院,当时该院的外科也不敢做十二指肠溃疡修补或胃大部切除之类的手术。于是立即施以针灸治疗,取穴双足三里、内关、中脘、梁门、丰隆,以强刺激手法。不料针入后几分钟内疼痛即缓解,留针一小时中面色逐渐转红,四肢也随之回暖,病人酣然入睡。后以香砂六君子汤加白及、山药、仙鹤草、大枣等药调理,竟完全恢复正常。患者在病愈返回城市后,外科医师闻听治疗过程,啧啧称赞。

○四　临床宜采用方证相对与辨证论治相结合的辨证方法

研究江老一生遣方用药的总体情况,可以看到一个鲜明的特点,那就是多采用方证辨证和辨证论治两种辨证方法。

这一方面因于师承原因。他所拜的三位名师都擅长仲景学说,而仲景书正是采用这两种辨证方法治疗疾病的。另一方面也因为江老行医几十年均在乐山,而位于川西南的乐山基本没有区域性的传染病大流行。因而对卫气营血辨证、三焦辨证等辨证法相对少用。

汤证辨证又称方证辨证,这是仲景在《伤寒论》和《金匮要略》中创立的一种辨证方法。它以一组症状、脉象为基本针对而出方药,多数情况下将病因、病机、病位、病势等隐含于后,给出一张处方。这个处方不仅药名、剂量清楚,而且炮制方法、给药途径、服药禁忌及注意事项等也都有十分明确的交代。很多情况下,一个出方的条文就是该方所治的一个典型病案。因而,后人将这种模式称为方证相对。临床运用方证相对法大可执简驭繁,因为它只要见到这种证候就直接投以这个方,而可省略其中很多的理论环节和庞杂的药味杂投。如只要见到"脉结代、心动悸"者,即可投以炙甘草汤;只要见到"干呕、吐涎沫、头痛者"即可投以吴茱萸汤;只要见到"热利下重者"即可投以白头翁汤等,所谓有是证即用是方。这种方法,在很多时候看是省略了病因病机的,而因为条文是仲景无数次临床验证提炼后的成果记录,应用者实际上是对成果的享用和践行,因而,所用之方必然是精确地针对其证的。这个"证"完全包含了病因病机,而它所列的症状有时却不一定是全具,但这不要紧,只需见到关键的能反映该"证"的主要症状即可。如一24岁的青年男子,长期手淫后开始遗精,致不能坚持劳动,神疲懒动,精神倦怠,睡眠不实,气短心悸,汗出畏寒,极易感冒,病程已达7年。脉涩无力、舌淡苔白。符合《金匮》"男子失精"之虚劳证,直投仲景针对该证所出之桂枝加龙骨牡蛎汤合天雄散。服药4剂遗精即止,精神转好,继续服用本方巩固,共服10余剂而愈。

临床准确地运用方证相对辨证法有一个先决条件,那就是能背诵条文,没有这个功夫就不能进入到仲景遣方的思维环境,会出现方证相离或方证相误的差误。

江老不仅擅用方证相对辨证法,对辨证论治也极常采用。如果说方证相对是仲景书所明确昭示的,那么辨证论治则是仲景学说所蕴含的。辨证论治是人们在长期运用仲景方的过程中,首先固化了方证相对的应用模式,再上升成辨证论治的理论概括,从而确立的一种辨证方法。这是经历了漫长的发展过程才取得的成果。它从根本层面提示了仲景的临床思想,就是说,我们对每个病人的辨证论治,其实都是对仲景临床思想的具体落实和践行。

由于辨证论治是仲景的学术核心思想,因此需要精学细研方可准确运用。否则必然会辨证不确或选方不准。这在很多时候成为采用辨证论治法而疗效不佳的原因。不仅如此,一些无证可辨的病,辨证论治法由于没有可提取的信息失去了所辨的目标,从而也就没有了使用机会,这也是辨证论治的一大缺陷,而正因如此,催生了参考仪器检查的中西合参法。这不仅表明了中医学是随实际需求发展的,也表明了中医学是随时代发展的。

江老崇尚仲景而不排斥新知,又由于多年在综合医院病房工作的经历,使他眼界开阔,思维活跃。在善用方证辨证和辨证论治的同时,对八纲辨证、卫气营血辨证、三焦辨证、脏腑辨证和经络辨证等各种辨证方法也有涉猎。在治疗方法上也从不囿于一隅,如针药并用,中西医配合,专方验方、经时方合用等,均随病情而施,做到了圆机活法而不杂乱,从心所欲而不逾章法。

如治一水肿患者。全身浮肿3个多月,面部及双下肢水肿严重,尿频而淋沥不断,汗出身重,腰腹胀,气促,大便稀溏,右肋下痛。西医以肾病综合征收入院治疗半月,水肿不消。脉细,舌有齿印,舌苔薄白,辨为脾肾气虚之水肿。用方证辨证据其汗出身重而遣防己黄芪汤,辨证论治据其脾虚失运、水湿潴留而用四苓四皮汤。二方联合应用,仅服3剂水肿明显消退,腰胀止,腹胀及右肋下痛大减而夜间汗多。江老认为此乃气化得周,玄府通调之象。再遣原方3剂,水肿全消,大便成形,尿蛋白从 ++++ 减至 +,以补中益气汤合柴芍六君子汤善后。

○五　主证、夹证、兼证的含义与用药意义

临床以单纯某证的典型症状出现者较为少见，很多时间，主证与该病发展和演变过程中所产生继发的症状同时存在，甚或与其他病证所导致的症状，乃至原有宿疾的症状等同时存在，导致临床极难辨析，这不仅在《伤寒论》中已被仲景高度重视，在疑难病诊治时更应是我们首当辨析的重要内容。那么，怎样才能条分缕析地加以辨析呢？江老认为，抓住主证、夹证和兼证进行辨析，就可使疾病之本末无从遁迹。

主证指病人当前的证候。病人即使症状杂乱，病象纷繁，而总有与该证候联系极为紧密的一组症状和脉象，抓住了这组症状和脉象，也就抓住了主证。这样，不仅有了明确的治疗方向，也有了识别夹杂证和兼见证的基础，如一个脉浮、头项强痛而恶寒的病人，尽管他还可能有很多复杂的见症，但其主证是太阳病。

夹证即所谓夹杂证。这在临床主要指一些掺杂见到的病症。它们多为主证所派生，因而常具有规律性。如纳差、便溏、倦怠乏力、嗜睡、懒言、面苍黄而微浮肿的病人，是脾虚证而夹有湿邪。由于夹杂证多为主证所派生，因而，常在治主证时夹杂证亦随之消失，这就是病人常反映治某病的同时，另一病证却同时被治好了的道理。仲景对夹杂证的治疗十分重视，内容遍布六经。仅太阳病篇就有夹痰饮、夹湿邪、夹瘀血等诸多治法。如太阳病夹痰饮在肺之桂枝加厚朴杏子汤，夹水饮犯心之茯苓甘草汤，夹水在心下之小青龙汤，夹痰在胸膈之瓜蒂散，夹寒湿在表之麻黄加术汤，夹水湿互阻之五苓散，夹瘀血将结之桃核承气汤，夹瘀血已结之抵当汤等。

夹证因与主证相关，而非是与主证无关的单一症状。治疗时可与主证同时考虑，选对两者同时针对之方，也可合入新方。江老喜用汤证辨证，而汤证辨证讲究的是有是证用是方，因而，对这类夹杂证，他常从复方角度加药（即看似只加了一两味药，却合入了一个新的方）。

兼证，即兼见到的与主证无关的单个症状或与主证同时存在却是另一病证者。因而，对它们的治疗是兼顾性的。如一头痛，发热，身痛，腰痛，无汗而喘，同时还有胃脘痛的患者，其主证为太阳表实，而其兼证是胃脘

痛,因而用麻黄汤酌加良姜、香附之类药即可。

兼证因多为单个症状,因此,治疗时只需在针对主证之方中从单味药作用的角度加入一些对症之药即可。有时还可将兼证暂时搁置,待主证缓解后再予处理。

30年前随江老门诊时治一女性病人,40岁,白带不止4年。带下初为白色清薄液,有臭气,稍进辛辣则带下明显增多,纳差,神疲,心悸,眠差,性交后阴道流洗肉水样血水。月经超前1周至半月不等。这是一例心脾亏虚、下焦湿热之带下证,其性交后流血则为带下证之夹杂证,而其月经不调为其兼证。处以归脾汤合二妙散,加牡丹皮、生地黄、仙鹤草、墨旱莲等。仅3剂带下大减且已无臭味。上方随证加减,治疗2个月,诸症消失。

○六 素体因素是人体发病、传变、从化的重要影响因素

江老临床十分重视素体因素,认为它是获得良效的重要保证。因而,每次临诊,江老都会对患者生活习惯、饮食好恶、病史、用药史等详尽采集。

素体因素包括个人素体和与素体紧密相关的因素两个方面。

素体主要指先天体质,如阳盛体质、阴盛体质、痰湿体质、阳虚体质、阴虚体质和特异体质等。而与体质紧密相关的因素则是多方面的。首先是饮食,好食辛辣,味大喜咸,贪凉冷饮,多食糖醋,膏粱、油脂,嗜酒、吸烟,抑或藜藿之人饥饱无度等。第二是情志,现代激烈之竞争、过度之奔波所带来的心力憔悴,成为当今影响临床的重要因素。第三是居处,或居北方寒冷之地,或居南方卑湿之地,或偶旅高原归来,或从海边旅归,都对临床辨治有参考作用。第四是年龄,儿童稚质阴虚,所谓真阴未充,老人脏腑虚弱,营卫亏损,当今社会之青壮年又多身心压力,各有各的易患疾病和特殊的治疗侧重点。第五是起居,或喜强力锻炼,或喜宅居静坐,或喜起居有时,或喜随意无度,当今社会,很多人喜深夜狂饮暴食,次日或成天睡卧,或勉强上班。凡此种种,对身体之影响不可低估,对治疗之方药

不可不加考虑。第六是病史，当今社会，多病种同时存在的人不在少数，历经中西医同时治疗者有之，过度治疗者有之，遍历全国名医名院经治者有之，反复多次住院者有之，数次做各种手术者有之，药物以外用介入、理疗等各种治疗者有之。这些都会在很大程度上起到提示作用。第七是用药史，有无药物过敏史，有无久服某种西药如激素、抗精神病药、降压药、降糖药、止痛药、降脂药、减肥药或保健药史。第八是身份，古代膏粱厚味之人或藜藿之人的粗略之分，已远不能满足当今临床辨证的需要。如官员、老板、接待人员多过食肥甘，营销人员多生活节奏混乱、狂饮酒浆，倒班人群无分昼夜，生活节律被打乱，敏感岗位人员则长期精神紧张，大量退休人员心理和生活则多空虚和堕慢。这些不同人群或胃肠积热，或蕴湿生痰，或酒湿类聚，阻气伤阳，或吸烟致燥，耗气伤肺，或肝郁气滞，久而化火，或失于调摄，气血乖违。这些本病之外，足以影响辨证遣方精准度的因素是临床必须高度重视的。

素体因素在临床的重要性首先表现在发病学上。故师祖陈鼎三说："大抵人之形气所秉不同，而邪之传变所入亦异，不能以常例拘也。"如外感过程中表现的太阴病，一个阳盛体质的人，胃湿居多，而阴盛体质者，则以脾湿多见。素体与疾病的易感性有很大关系，故前人强调"易风为病者，表气素虚；易寒为病者，阳气素弱；易热为病者，阴气素衰；易伤食者，脾胃必亏；易劳伤者，中气必损"。

第二是影响病情演变中的从化。所谓"从化"，即经有十二，其中六经主司化，六经主从化。每经相表里者又互为中见。而病后病情或从本化，或从标化，或从中见之气而化，则是由素体因素所决定的。如太阳病，太阳本寒标阳，标本异气，受素体因素影响，病情可从本寒化出现麻黄汤证、小青龙汤证，亦可从标热化出现大青龙汤证等。掌握"从化"，可明确疾病发展变化的规律，从而明确诊断和治疗的重点。

如邪入阳明，阳明与太阴相表里。阳盛则阳明司权，太阴从化而燥邪入胃腑；阴盛则太阴司权，阳明从化而湿邪入脾脏。这种人之本气不一造成的不同情况，不仅决定了同为阳明病却有清泄和温补的不同治法，也决定了阳明胃实者无所复传，而胃虚者可传入三阴乃至传变无穷的预后演变。

第三是直接决定方药的选用。如同为纳差、腹胀、大便不爽的病人，一般按脾虚气滞用香砂六君即可，而若这是一个久食肥甘、常饮酒浆之人，则一定要遣用葛花解醒汤方可收效。同样，一个气短乏力、纳呆眠差的病人，若是久坐伏案者，必当照顾心脾，若系从事重体力劳力者，必当顾护其肺。这是"忧愁思虑伤心脾，形寒饮冷则伤肺"的职业缘故。这种同是一病而必须采用不同方法才能获得良好效果的原因，是感受之邪虽同，而受感之人各殊。

第四，素体是机体自和力的基础。如壮实之人罹患小恙，可不治自愈，故仲景特举"病发于阳"和"病发于阴"两种不同素体的人病后的不同治法和转归。

另外，临床对特殊素体之人用药时尤当注意。数年前我参加一医疗纠纷鉴定，一中年女子，因风热感冒，咽痛，主治医师以银翘散加僵蚕等以治，不料服药不久喘憋欲绝，全身泛发皮疹，经抢救方挽回生命。足见体质因素于临床之重要。

江老常谓，辨证是一个综合思维过程，而素体应当是整个思维进程中的要素。可以说离开了包括素体因素的临证思维，很难获得准确的辨证结果。因而，有时即使看似辨证合拍，仍不能取得良好效果。如贺女，月经紊乱 6 年，学生初诊为气滞血虚，治以丹栀逍遥散合四物汤，药后无显著效果。江老审诊后在病历上添写"形体消瘦，体重 72.5 市斤，素禀不足，初生时才 3.4 市斤，平素情绪抑郁，但精神饮食尚可"，于原处方加用归脾汤，果月经渐调。

〇七 重 视 主 证

江老认为，主证即当前病情的主要矛盾。临床时很多病人病情纷繁复杂，辨证时一定要先明主证。这里的主证有两个含义：一是病人最为突出的痛苦之处，二可以看作西医所说的指征。这就有了主观和客观两方面的依据，从而能准确对证，有效地解决病人的痛苦。

重视主证，就是当病人症状复杂，多种矛盾同时存在时，必须抓住主要矛盾。又因疾病是不断变化的，矛盾也会随之转化，故对某一矛盾在本阶段的主要方面和次要方面必须加以识别和把握，才能抓住主证。

突出主证首先要求一定的准确性。这种准确性从对主证不错认、不遗漏和不含混中加以体现。

错认主证，多因惑于相似之证和对复杂症状辨识不清所致。如陈某，在一系列繁杂症状中，学生以经期腰痛、小腹胀痛、月经淋漓十多天为主症，江老审诊时改为"经期提前，量少淋漓，腰痛，小腹胀，白带清稀量少"，把单纯月经病为主证的判定，纠正成经带疾患。主症不同，病机亦异，改学生所用的温经汤为逍遥散合当归芍药散，避免了毫厘千里之误。

含混，指所定主证的范围不清，或似是而非。前者如将腰脊痛作腰痛，后者如将潮冷潮热作往来寒热。

不遗漏，即抓住一个主证，而不遗漏本属主证的其他症状。如梁某，学生以肛门下坠6个月余为主证，江老审诊以"尿后白浊，肛门坠6个月余"为主证，用湿热下注、中气下陷的辨证，修正了原单纯中气下陷的辨证。

对主证的认识应具全面性。主证与他证间总有一定的相关性，这种相关性若被割裂则难以准确辨证。如廖某，学生以行经前后呕吐2年余为主证。江老审诊改为"经期呕吐，上腹胀，噫气，头痛2年余"，从而将肝木犯土、胃气上逆的辨证，改为"肝气上逆，脾气虚弱，胃气不和"，对病机做出了完整的认识。

可见，江老所坚持的重视主证，就是要不为复杂见证所惑，不被局部情况所囿，不放松病史的追溯，精确找出现阶段矛盾的主要方面，集中力量，加以解决。

我循江老的教诲治疗一个重症黄疸病人，病程已数月，经中西治疗无效。刻诊，除眼目及全身皮肤深度黄疸外，还同时存在发热、呕、腹胀、胁痛、口苦、咽干、小便黄赤、大便干结等症，脉弦数，苔黄腻。肝功能检查，黄疸指数、转氨酶都高出正常值数倍。此病从病机言，既有肝胆矛盾，又有胆胃矛盾；从病因言，既有湿热矛盾，又有疫毒矛盾；从证候言，既有湿热蕴毒矛盾，又有血瘀气滞矛盾；从标本而言，既有黄、呕、热、胀、痛之标象矛盾，又有瘀、滞、毒、热、湿之本基矛盾。而怎样才能在如此复杂的征象中抓住主证呢？

这首先得从方证开始探究。《金匮要略》方："诸黄，腹痛而呕者，宜柴胡汤。"这里的"诸黄"虽然包括不同类型的黄疸，"腹痛而呕"是黄疸同时又见到的少阳多症，但它是说黄疸发病过程中又见到少阳病诸症者，可以用小柴胡汤，并非言小柴胡汤是治黄疸之方。而本例邪蕴成毒，毒势鸱张，虽同时见到少阳多症，而这些症状均是黄疸的夹杂症，小柴胡汤断难担此重任。那么专治"湿热交蒸"而致黄疸的茵陈蒿汤又怎样呢？也不行。因为本证迁延日久，湿热交蒸已经不是此时的主要矛盾。不能解决主要矛盾的方当然也就不是针对主证之方，望其获效必然是困难的。且据其病历看，前期均早已用过却收效甚微即是明证。那么此病的主证究竟为何呢？《金匮要略·黄疸病脉证并治》篇对黄疸发病机制的论述中有一句话即解决这一问题的"抓手"。那就是"瘀热以行"，意为黄因瘀生，行瘀则黄退。因为气分之热是不能称"瘀"的，故小便黄赤短涩却不发黄的人甚多。而脾为太阴湿土，土统血，热陷血分，脾湿郁遏，这才使人产生黄疸。结合此病人病程较长，症状特重，历用小柴胡、茵陈蒿汤等久治无效等情况，其主证当为气滞血瘀，湿热蕴毒。各种煎熬病人之症，皆由此生。逐散了瘀血则蕴结之毒邪会随之排出体外，不治诸症而诸症皆可随之消退。主证既明，方随证出，以血府逐瘀汤20余剂，黄疸消退，各项检查指标基本恢复正常。

当然，这是一例病情虽沉重而复杂，但病种却单一的病证。倘若诸多病种集于一身，病情波及多脏多腑，多种症状令患者痛苦不堪时，则需全力首图解决其最感难受和痛苦的地方，而后再作缓图。务必要避免不顾病人痛苦难熬，不分轻重缓急，如行文之"八股"样的治法。

○八　治病必求于本，"本"即阴阳

"治病必求于本"是句人尽皆知的话。但"本"是什么，不同人则可能有不同的认识。江老参验先贤，总结临床，而后明确指出，"本"即阴阳。这种认识不仅是对《素问·生气通天论》"阴平阳秘，精神乃治，阴阳离决，精气乃绝"精神的遵从，也缘于他对"阴阳即气血，气血即水火"的认识。

人身赖阴阳以生,阴阳互相维系,平衡协调是维持生命活动的根本。阴阳和,则神清气定,一有偏胜,则诸病由生。

从发病学看,人之疾病,不论病位在表在里,病情属寒属热,病邪或感于六淫,或伤于脏腑,而致病之因则一,那就是阴阳失和。

从治疗学看,治疗的总目的即阴阳平衡,各种平衡方法虽然不同,但抓住阴阳这个"本",方向就会明确。正如喻嘉言所说:"万事万变,皆本阴阳,而病机药性,脉息论治,则最切于此。故凡治病者,在必求于本,或本于阴,或本于阳,知病所由生而直取之,乃为善治。若不知求本,则茫如望洋,无可问津矣。"(《医门法律·申明〈内经〉法律》)如治疗脾气虚弱,饮食内伤,或病后脾胃失于调摄,表现为纳少神疲,腹胀便稀,气短眠差,乃受寒凉者,可以用东垣之补中益气汤。而对于这类"本"为营(阴)虚卫(阳)弱之病情,直投桂枝加龙骨牡蛎汤以调阴阳,不仅直击病之根本,且可避免过分甘补满中滞气,过分偏温耗阴损营。临床证明效果不错。

抓"本"就是要抓住阴阳的变化调节。准确认识到"变者化之渐,化者变之成"。这样,常可将疾病控制在变而未化、化而未成阶段。如每日十二个时辰中的子午卯酉和一年二十四节气中之春分秋分冬至夏至,就是一天和一年中阴阳气交的最关键时刻。子午时刻及冬至夏至是一天和一年阴阳气交替的时候,卯酉及春分秋分是一天和一年中阴阳平衡之际。临床掌握这些时令节点及其变化规律,就能测度阴阳的消长平衡,治疗时就可巧妙地运用这些对疾病向愈、欲解、转化与传变有着重要影响意义的因素,从而极大地提高临床疗效。

抓住阴阳这个本,临证时既可把握纷繁复杂的病情,又可放胆地遣用方药。如一老年女性,腹痛半年。疼痛夜间为甚,不能平卧,常须起床或俯压,白日则腹痛绵绵不止。疼痛窜扯腰背,纳呆,身软,嗳气。于西医某医院遍做检查,无明显异常发现,服药无效。本证症状虽较复杂,而以阴阳诊之,乃为阳虚生寒,诸多症状皆由少阴虚寒所致。助阳即可祛寒,寒祛则诸症可消,不止痛而腹痛可止。处以真武汤合小建中汤加味。仅服3剂腹痛大减,尤其令患者欣喜的是,饮食量大增,从每顿不到一两变为每顿一大碗,睡眠等亦好转,再服3剂而愈。

○九　借鉴西医

　　江老在综合医院住院部工作了25年,同西医大夫默契配合,抢救了大量危重病人。他认为任何科学都需要不断吸收外界营养以强壮自己,中医学当然也不例外。因此,一方面热情培养西学中人才,长期担任乐山市人民医院高级西医师学习中医的授课老师,一方面虚心向他们学习西医知识,并将学到的西医知识同中医理论联系,拓展思路,丰富治法。

　　江老借鉴西医知识对中医文献中某些难以理解的地方进行理解。如少阴病之主证为"脉微细,但欲寐",面对这些太为简略、太为原则的诊断指征,江老联系西医病理进行理解,认为西医处于休克状态的病人表现为神志迟钝,面色苍白,四肢厥冷,脉搏细微,血压下降等,这同少阴病有相似之处,而少阴死证特多,与机体处于休克状态有关。这种借石攻玉以阐幽发微的治学方法,为我们研究中医文献开拓了新的思路。

　　江老常谓,中医精于气化却粗于形质,西医则精于形质的解剖,故多次深入解剖现场,观看尸体。在看到肝硬化死者严重萎缩变性的肝脏后,深有感慨地说,难怪《内经》谆谆告诫"病已成而后药之……不亦晚乎!"他认为参考仪器检查并非丢掉中医特色,仪器是随近代物理学发展起来的,中医学在形成和发展过程中,不断吸取同时代的科技成果,今天更应吸取其他学科(包括西医)知识,以不断丰富和发展自己。

　　但是,借鉴西医一定要以中医为主体,去吸纳,去参考西医,而不是解构自己的核心理论、丢弃自己的学术特色。中医历经千年,在强大的西医强势发展的今天,仍能顽强的存在和发展,就是因为自己的独特性和不可取代性。若这种独特性不断吸收时代精华(包括西医)的一些可资借鉴的东西,则必然更能提高自己的优势和作用。

　　在当今社会,几乎所有的病人都是中西医同治的,这在中医临床是一个需要注意的问题,因为它可以造成许多假象,干扰甚至误导治疗。如久服激素后的肥胖,食欲旺盛,服某种治高血压药而致咳嗽,服抗风湿药后的厌食,服抗过敏药后的嗜睡等。而另一方面,用某些西药后又可造成"痊愈"的假象。如以喷雾而止的哮喘,以利尿药而消的水肿,以输血、输白蛋白之类而出现的血气正常，以安眠镇静药而获得的狂躁症的暂止等。

总之，中医借鉴西医是必须的，而"借鉴"只能限定在借鉴的度内。不借鉴是故步自封，抱残守缺，而过之则为自毁自弃。

一〇　治疗重症病人时，最好原方使用经方

经方药味少却疗效神奇是公认的事实。不同医家对每个方治疗作用的理解有不同认识，因而对一个方常会有多种解释。其间常可见到一些牵强附会，不切实际之说。这是因为在撰写者看来，一方有一方的法度，一药有一药的道理，仲景身为医圣，所制之方必然是可以用药物学、方剂学的相关理论条分缕析地加以剖析的。若不能清楚地加以剖析，则显认识水平太低了，这就有了不少或随文演义，或敷衍搪塞，或本为臆测等各种为解释而解释的情况发生。这无论从文风角度还是临床应用角度看，都是有害的。

江老认为，仲景所用药物，多遵《神农本草经》，因此，用后世药物学之论解析其方，本身即已有了偏差。还有，仲景之书是在继承、参考和借鉴大量医书的基础上写成的，而这些书多已佚散不存。因此，对仲景有的方难于理解，不明究竟是很正常的。但它并不妨碍我们的使用，因为所有经方都有主证，在不明方义的情况下，根据"有是证用是方"的原则，绝大多数情况下仍然能收到良好效果。

由于有虽不能尽释方义而能取效的临床普遍事实，因此，我们有时甚至可把解释方义暂搁一边，直用原方。这在治疗一些急重病证时尤其需要。

其实，经方蕴藏了大量密码，我们迄今尚未完全破解。总共300多首经方，其应用频率怎么会高于数以万计的时方？诸多疑难病证为何多由经方治愈？绝大多数经方药味只在二到五味，却令极为复杂的病情同时荡除。由此可见，某些经方的方义难明，只是经方未明密码之一。据条文所主证候原方遣用，虽不能破解密码，却有如掌握了密码，是具有重要临床

使用意义的。

如一头痛病人，头痛时发时止10余年。发时双手紧抱头颅，家属须立即用厚棉被捂盖其头部，并吞服3片止痛药，咬牙强挺数十分钟方可慢慢缓解。而每次发作前即泛起大量清水，不断涌吐，疼痛随之发作。10余年来历经中西医久治无效。我据"干呕，吐涎沫，头痛者，吴茱萸汤主之"原方照用，仅服1剂，疼痛即减，尤其作为疼痛前奏的涌吐清水，十减其七。坚持服药10余剂，10余年之顽疾竟霍然而愈。

江老强调，疾病在危重关头，或病情十分复杂且迭治无效时，凡有汤证相对主证可稽者，则按条文原方使用，不要轻易加减。这基于两点：一是病至垂危阶段，病情千变万化，症状极为复杂，虽一日几易处方也难切证，而仲景一些方剂正是针对这些复杂情况而设的，用之常可获得奇效。二是有些方配伍离奇，不为人们理解，离开了条文就会失去使用指征，遵循条文就会获得良好效果。这时的随意加减就是在不理解原方配伍精神的情况下进行的，这种加减很可能破坏组方原意，使特殊的组合精华遭到破坏。

一一　对争议很大而无实用价值的学术问题不涉讼其间

中医学术源远流长，在2 000多年的历史发展长河中不断被丰富和发展。现存中医学术著作已达20 000多部，其中研究仲景学说的著作达千种。由于地域差异、师承背景、医家所处年代的社会状况和医者临床实践面的巨大差异等诸多原因，医学界对很多学术问题的争议从未歇止。不少争议问题使一批批观点相同者汇聚到了一起，形成了大大小小的学派，它们繁荣并推动着医学的向前发展。

在诸多争议问题中，一般说来，提出、阐发、捍卫和特具该问题的实践能力或拥有该问题特别丰富的临床经验者，即该派的代表人物。这些代表人物所擎的一面面大旗，为中医界带来了斑斓的色彩和不可遏止的生命活力。江老赞赏这种争鸣带来的学术推动力，并且有意无意地也参与了一些争鸣讨论。例如，在《伤寒论》研究中，有王叔和添乱派、错简派、遵古派、实用派等，江老实际就站在了遵古派阵营里。在对张景岳与陈修园两位大家的评价上，则持"景岳书文采飞扬而用方则疗效稍逊，修园论言词平实而用方则效胜一筹"的观点。在寒温争议中持寒温一体论。在中西关系中，则以长期实践体现着中医为本，参考和借鉴西医的学术主张。江老不是斗士角色，但如上所举，他对许多有着争议的重大学术问题无不持有自己坚定的立场和鲜明的态度。而令后学值得深思的是，他在赞赏和参与这种争鸣的同时，却入微地发现了这些争鸣背后所需要注意的另一面，那就是对一些临床无多大指导意义的问题，其实是没有必要花许多精力和时间去争议的，并冷静而明确地提出了"对争议很大而无临床实用价值的学术问题，宜不涉讼其间"的主张。

江老这一主张具有极为重要的实践意义。人生短暂，对于学中医者来说，单两万多部能列出名目的医书，纵然一生全不停歇地读也难及百分之一二！无数的医学期刊和如潮的其他相关学科书籍还需要去浏览和了解，倘若再花费精力去争议并无多大实际意义，特别是于临床毫无帮助的问题，那太浪费精力和时间了。有时纵然有一定作用和价值的问题，由文献医史专家或专科人员去研究即可。

江老指的这类问题是很多的。如置于古本《伤寒论》前的《图解运气图》《辨脉法》《平脉法》及《伤寒例》等篇，是否均为王叔和添附，《伤寒论》一些条文是否系错简；以麻黄升麻汤为代表的难用常理解释的方和以薯芋丸为代表的不合仲景组方常规的方是否属于仲景方；少阳病病位在何处，少阳病"但见一证"究指何证；厥阴病篇与前5篇的意义是否相同；关于传经问题等。这其中任一问题若想参与争议，都需要寻找十余部古今专著才会有发言权。以最简单的传经问题为例，首先要弄清经气相传的规律，病气相传的机制，以及后人研究的表证、里证、半表半里的病位归纳法与传经问题的关系和六经循经相传、越经相传的状况。而这一切纵然研究得十分深透，但落实到临床，仍然是见到何经证用何经法，见到何证候即用何证方。因而，不耗时去参与洋洋大观的争议，集中精力，多研究解决临床实际的问题，应当是一种惜时惜力之法。

一二 伤寒温病均有广义狭义之分

这不是一个很有争议或颇具新意的问题。而要提出加以表述主要因于三点。一是说明江老对这一问题的认同；二是作为江老寒温统一论的"序论"；三是警醒大家这不是一个纯理论问题，而是对临床辨治有着重要意义的问题。

伤寒从广义而论，是一切热病的总称。故《素问·热论》说："今夫热病者，皆伤寒之类也。"《难经·五十八难》说："伤寒有五，有中风，有伤寒，有湿温，有热病，有温病。"因而广义伤寒实际包括了六气为病。

狭义伤寒主要指感受寒邪引起的外感病，即《伤寒论》第三条"太阳病，或已发热，或未发热，必恶寒，体痛，呕逆，脉阴阳俱紧者，名为伤寒"，亦即《难经》伤寒有五中所指之伤寒。

温病从广义而论，是感受温热病邪，以热偏重为主证，有季节性和传染性疾病的总称，即外感病中除风寒性质的急性热病外，皆属于温病。

狭义温病指温病中的一个病种。即《温病条辨·上焦篇》第一条"温病者，有风温、有温热、有温疫、有温毒、有暑温、有湿温、有秋燥、有冬温、有温疟"等九种温病。

可见，广义伤寒包括了温病，而狭义伤寒与温病则指两类病因、病机、症状、治法有着很大差异的疾病。因此，狭义伤寒与温病的关系是并列的。这决定了临床有伤寒辨治体系和温病辨治体系的存在。这种存在又从采用六经辨证还是卫气营血辨证，抑或三焦辨证，并选用由它们分别统领的方药上体现出来。

但是，伤寒与温病是不能凿分的。不明白这点，临床上就可能画地为牢，作茧自缚，关于这点，不论对于伤寒还是温病著作，只需稍加研究即可发现。如《伤寒论》第20条"太阳病，发汗，遂漏不止，其人恶风，小便难，四肢微急，难以屈伸者，桂枝加附子汤主之"，第26条"服桂枝汤，大汗出后，大烦渴不解，脉洪大者，白虎加人参汤主之"，可以看出，纵然病因相同，但由于患病者体质寒温之差异，误治后可出现天壤之别的征象，相应的，临床也只能根据征象，采用寒热两极的针对治疗。说明《伤寒论》之本意非重因（外因），而是重体质（内因）和治则，并基于这种认识而形成了辨证论治的思想体系。这从吴鞠通《温病条辨》上焦篇第4条"太阴风温、温热、温疫、冬温，初起恶风寒者，桂枝汤主之；但热不恶寒而渴者，辛凉平剂银翘散主之"可以得到证实。吴氏为温病大家，《温病条辨》乃温病学派极具代表性的名著，而其全书首出之方却是伤寒方桂枝汤。我们完全有理由认为，这是温病学派对仲景上述疾病辨治规律概括的认同。

一三　新感与伏气是温热病两种不同的发病机制

伏气（也称伏邪），作为温病的一种发病学说，虽然已存在了两千多年，但从明代开始就一直是个颇多争议的问题，迄今仍无定论。

江老认为新感与伏气，是温热病两种不同的发病机制，都以临床症状为判断依据。离开了症状，就只能是空谈病因，就失去了确定治则的根据。这一认识从根本上准确地抓住了伏气温病这个学术争议问题的关键。可以说是以临床家的思维和视角，明确回答了历代争议不休的伏气温病是否存在，伏气与新感的关系，伏气与新感的发病学差异，伏气温病的症状表现，伏气温病与新感温病之治疗差别等问题。

要从理论上认识这些问题，还得从源流上厘清。而重中之重者，即伏气温病的发病机制，以及历代对这种机制的争议和歧解。所幸早年我在临床实践和读书过程中就有一些认识和感悟，并将这种认识和感悟撰写成文，发表于《四川中医》。1985年在江尔逊高徒班时，我听了老师对这个问题的见解，很庆幸自己的认识高度切合了老师的学术观点。我对伏气温病的发病机制的认识可以作为对老师上述学术观点的注释和解读。遂移而论之，算是对老师此观点的学习心得和体会吧。

（一）伏气的源流

《内经》云"冬伤于寒，春必温病"，又云"冬伤于寒，春生瘅热"，又云"夫精者，身之本也，故藏于精者，春不病温"。这些论述，是伏气学说的理论基础。王叔和在《伤寒例》中也说："春夏多温热病者，皆由冬时触寒所致。"而对于这个理论，自从明朝汪石山提出温病有新感、伏气之分的观点后，就引起了历代医家对各种温病发病原因的争论。有的甚至对伏气理论提出了否定意见，如刘松峰云："冬日严寒，来春并无温病……且人伤于寒，岂可稽留在身，俟逾年而后发耶？"晚近以来，更多这种观点，以致伏气理论在很大程度上到了被怀疑、搁置和被否定的地步。这是因为对其研究未能深入系统，也反映了其理论的不完善。

对《内经》"冬伤于寒，春必温病"的理论，王冰解释为"中而即病，故曰伤寒，不即病者，寒毒藏于肌肤，至春变为温病，至夏变为暑病"。雷丰说："冬伤于寒，甚者即病，微者不即病，其气藏于肌肤，或藏伏于少阴，至春阳气开泄，忽因外邪乘之，触动伏气乃发。"李东垣云："冬伤于寒，春必病温，盖因房室劳伤与辛苦之人，腠理开泄，少阴不藏，肾水涸竭而得之，无水则春木无以生发，故为温病。"这些论述，勾勒了历代对伏气温病的病理解释。然而，肌肤受寒，或闭而为热，或寒热分争，杀厉之气藏伏其间，岂可相安无事？少阴乃人之根基，藏精之所，岂可容邪而久不露发？若云房劳、辛苦之人可病温，何以春时儿童病温者甚众？这大概是晚近以来不少人对伏气学说避而不谈的缘故吧。

（二）伏气的实质

笔者认为，只要圆满地解释好"冬伤于寒，春必温病"和"藏于精者，春不病温"中的"寒"和"精"，就为伏气找到了立脚点。观冬日寒冷，来年并不多温病；而冬日不寒，则来年温病颇多。盖寒为冬日之主气，在人体则为少阴主令，"肾者主蛰，封藏之本，精之处也"，入冬天寒，阳气内敛，即不为寒伤，所谓"井水温而坚冰至"。这种蛰藏状态到春来升泄之时，真气弥沦于内外，内无匮乏之虞，外无空虚之虑，纵有客邪，安能内侵？而冬日不寒，仍行秋令，则精气内不蛰藏，秋金之燥气侵犯人体，暗耗真阴，亏损精气，至春甲木旺盛之时，癸水衰枯，无以为发生滋润之本，被温热之邪触诱而病矣。这便是"冬伤于寒，春必温病"的病理机转。这里的"寒"字，实际指邪伤少阴寒水之脏。诚如《素问·六微旨大论》所说："至而至者和，至而不至，来气不及也……应则顺，否则逆，逆则变生，变则病。"这种"不应有而有，应有而不有，是造化之气失常，失常则气变，变常则气血纷扰而为病也"的情况就是"伤"。所伤何邪呢？"寒气有余是寒，寒气不及便是热"，所伤系燥热之邪。而这仅是导致伏气温病的一个因素；伏气温病发生还必须具备另一个因素，就是冬不藏精。"精"是什么？《内经》在这里明确回答是"身之本"，又说肾"受五脏六腑之精而藏之"，可见这里的"精"实即人身之正气（只是因"少阴之上，热气治之"，加上所感为燥热之邪，其指侧重于阴精罢了）。而正气不足的原因有两点：一为素体不足，二被邪气亏耗。邪气作用于人体是经常的、大量的，但并不都导致发病，或不都立即导致发病。前者是由于正能御邪，后者则是邪渐伤正。在冬寒来气不及的情况下，精伤于燥，但尚未至发病程度，随着这种变常之气的持续，对"精"即暗耗过程，此过程即冬不藏"精"之含义。至春木旺水亏，供求矛盾激化，被温热之邪触而即发，这便是冬不藏精、春必病温的道理。它从整体动态失衡的角度，概括了伏气温病的发病过程，体现了中医学的发病理论——正邪论。

可见冬伤于寒侧重言病因，冬不藏精侧重言发病，二者是从不同侧面谈的同一个问题。

（三）伏气学说对临床的指导意义

伏气温病的病机决定了其发病即内热较重，有显著化燥灼阴的症状特点，也决定了其治疗原则是在清热透邪的同时，还需要顾精护阴。显然，症状在这里是发病机制的反映，是与新感温病的根本区别点，更是临床遣方用药的着眼点。因而，江老深刻地指出，离开了症状，就只能空谈病因，失去了确定治则的根据。这个理论，曾在历代名医的验案中生动地体现了出来。如昔贤李竹溪治一春温坏证，初起寒热无汗头痛，发热憎寒，咳嗽痰红，郑声呓语，寻衣摸床。他抓住曾重用开泄之品于脱营（伏气）之体这个误治环节，不为发热憎寒的卫、气分见证所惑，而处以大剂生熟地、牡蛎，配别直参、天麦冬、石斛、女贞子等清热滋阴，辅以蔗浆、梨汁、人乳生津降火而充营络。一剂知，后加龟甲、五味子数剂而愈。可以设想，本案初起若按伏气温病的病理特点，用清透养阴之剂，岂会败为坏证？既成坏证，若又囿于凉营透气之常法，不用滋苗灌根之剂，又怎能转危为安？

显然，伏气温病不同于由卫而气、渐犯营血的普通温病。它的热，不止于温邪初入正邪分争之热，它的阴伤，不是在温病发病过程中逐步亏耗，故不能按在卫可汗，到气才清，入营用透，入血凉散的治疗原则，而必须一开始就注意其阴伤于前、病发于内的特点，这个特点，使它独立于"温邪上受，首先犯肺"的一般温病而存在于临床。温病病情变化本身较大，而伏气温病的特点决定了其病来势更猛，变化更大。因而，凡未把握住其特殊发病机制，那治疗不仅遏制不了病情，且常会造成坏病，导致严重后果。这是我们必须深入研究伏气温病的原因，也是伏气学说的理论和实践地位不可被取代的原因。

一四 "有一分恶寒就有一分表证"解读

恶寒是外感风寒的一个具有标志意义的症状。但风送寒来，寒随风入，风寒又是难于凿分的。虽然病因难于凿分，但风寒所导致的临床恶寒之证却是需要区分的。

首先，风、寒大多相因而少相离，有寒时多有风，有风时亦多有寒。但细究起来，恶寒与恶风又是有区别的。从症状表现来说，恶风是遇风则冷而不适，恶寒则无风亦冷而不适。从邪犯六经之规律看，因为风属阳，寒属阴，故三阳经均有恶寒、恶风同见，而三阴经则有恶寒而无恶风。从感而发病的情况看，有发热恶寒发于阳、无热恶寒发于阴之辨。从治疗原则看，发于阳（表）者，有汗宜桂枝汤，无汗宜麻黄汤；发于阴（里）者，有汗宜桂枝加附子汤，无汗宜麻黄附子细辛汤。

再从恶寒与畏寒看，共同的表现均为无风冷刺激却自觉寒冷，极易被临床混淆，而两者是有重要区别的。这种区别在于：畏寒可因衣被得减，而恶寒不为衣被所减；畏寒多为阳虚，恶寒多因外感；畏寒多久病，恶寒多新病；畏寒主治以补益，恶寒主治以祛邪。

因此，在探讨"有一分恶寒就有一分表证"之说时，必须先明了恶寒、畏寒、恶风三者的区分。通过以上讨论可以看到，三者不仅是不同的症状表现，也有着包括病变部位在内的多种区别。而"有一分恶寒就有一分表证"究竟所指为何呢？

江老认为，这里的"表证"是指太阳。而究指太阳经的何证呢？他认为是指以头项强痛为代表的太阳未罢证。因为同为背恶寒中，尚有属少阴的口中不燥而和的附子汤证，属阳明的口中燥而渴的白虎加人参汤证。它们同太阳鉴别的关键，就在于没有头项强痛。因此，对"有一分恶寒就有一分表证"，应理解为凡恶寒而尚有头项强痛的病人，不论其他表现如何，说明都还有太阳表证，而不能理解为只要有恶寒就还有表证。因为附子汤证的背寒早已是阴寒内盛之少阴病。而白虎加人参汤证，乃阳气乘阴之不足，内陷入阴中，成表阳新虚而致的背微恶寒，已属阳明。少阴阴寒内盛不能温布散津，口中必润，而阳明阳气内陷则热烁津液，必口燥舌干而渴，这里，同有背恶寒而究属少阴、阳明之辨又在口之润燥。

由此可见，"有一分恶寒就有一分表证"是太阳在内传阳明病的过程中，既传与未传状态的鉴别警示语，其应用是有条件的。也就是说，它不是泛指，不能泛用。这就回答了多少年来人们困惑难解的一个问题。

一五　某些病的治疗必须守方

病有千种万种，有的可"覆杯而愈"，有的需"法随证转"，有的需猛药以攻，有的需缓剂以调。而在缓调中有一类病人是需要坚持守方，积累疗效，假以时日方能收效的。这类病人临床很多见，如癥瘕积聚、顽固疼痛、瘫痪痿躄、阴疽流注、顽痰死血、瘤癣瘢块、虚损劳疾和禀赋特异等，它们的疗效是"去似分分"的。

积累疗效体现在守方。守方可一方到底，可小有增减，而由于这类病人疗程长久，治疗过程中除本证外，常有新感疾患，因而常有药的增减乃至方的合入。但不论怎样，治疗原疾病的主方是一以贯之，坚持使用的。因为离开了该方的疗效积累，其宿疾无法在日减一分的过程中达到痊愈。关于这一点仲景为我们树立了很好的榜样。如治"大风"之侯氏黑散，要求"初服二十日""六十日止"；治虚劳的薯蓣丸以 100 丸为剂等，说明在治疗某些慢性病时，仲景主张坚持一方久服，以求积累疗效而愈病。不仅如此，仲景在书中昭示了守方的另一种意义。那就是防止药品的不良反应。轻量久施以扬药之长，如用葵子茯苓散治妊娠气化受阻。葵子利窍，与茯苓同用可通窍利水，使阳气布散小便通利，而该药有滑胎之弊，不可重用，只好轻量持续服用。

江老临床极重守方治疗各种慢性疾病,认为因求效心切而以猛药治慢性病,不仅不会见效,甚至常可导致不良反应的发生。而守方以治,有时虽然几诊均无进退,那是药力未足之故,此时绝不应怀疑自己而轻易换方,因为那样会前功尽弃。当然,这是建立在已正确认识病机的基础之上的。否则同样会贻误病情。

如一21岁青年女子,双上肢游走性疼痛两年余,十指红肿变形,平日疼痛不断,阵发性剧痛发作时双手完全不能动弹,双下肢亦痛,并时见浮肿,双膝伸屈受限,长期靠激素及贝诺酯维持。病程中逐渐出现动辄心悸气短难续、自汗淋漓等症状,血沉高,类风湿因子为阳性。来诊时除上述见症外,双手不能端碗,饮水进食全靠人喂,纳呆,每日进食不足200g,大便干燥溲黄。月经一直后延,现已停经2个月。脉细数,苔薄白。

诊为尫痹,辨证:风湿流注,郁热伤阴。

处以桂枝芍药知母汤合防己黄芪汤加味。

桂枝6g,白芍20g,知母12g,黄芪30g,防己10g,薏苡仁30g,炙甘草6g,威灵仙20g,秦艽12g,防风10g,麻黄6g,独活10g,炮附片10g,细辛10g,黄芩6g。

此方实寓千金三黄汤、乌头汤。

服上方4剂,二诊时病情如故,江老谓药力未到,嘱原方再服3剂。三诊时手较前灵活,停止2个多月的月经已来潮。上方坚持再服4剂,双下肢浮肿消退,疼痛更减。嘱停用激素及所有西药,再坚持服用上方。连续服用上方月余,疼痛全止,手指握捏灵活,下肢肿消,行走伸屈利索如常,食欲正常,恢复上班。

江老十分重视理法方药一线贯通。而"法"上以应证,下以统方,因而守方就是对守法的具体落实和细化。所针对的病证与前述守方所针对的病证也是相同的。这类病人病邪或深入脏腑,入于经络;或阴阳乖违,气血亏损。对其治疗若频改法度,杂施妄投,必欲速不达。只有谨守病机,持续给药,俾药力渐增,病邪日挫,气血得复,阴阳获调,沉疴痼疾始可拔除。

守法比守方更为宽泛,它指对治疗原则的坚持而不要求一方到底。有时可在同一治疗原则下分阶段遣多方治疗,只不过每方都会坚持服用一段时间，以积累该方的药力。

如高某，全身浮肿、腹胀、便溏、纳差，西医诊为肾小球肾病，治疗效果不佳，邀请江老会诊。以胃苓散合四皮饮，服药 10 日，浮肿全消，精神食欲好转，改防己黄芪汤巩固疗效。1 个月后又浮肿，尿蛋白（++++），厌食欲呕，脉数无力，苔黄厚腻。改用三仁汤合四皮饮加减，守方坚持服用 2 个月，诸症消失，尿检正常。后随访数月未再发。本例治疗历经 4 个月，总而言之，或宣肺健脾以通利水湿，或益气除湿，或清利湿热，凡三阶段均有一段守方时间。合以观之，方有改遣，药有变易而祛湿之法则一以贯之。

江老认为，守法守方俱以辨证为前提，若病情已逆变而不知改弦更张，则会酿成大祸。此外，守方还需注意某些方服后的正常反应。不可认为药误而改投。如防己黄芪汤，"服后当如虫行皮中，从腰下如冰"等。

一六　小儿不可浪投消导剂

小儿稚嫩之体，又饮食无度，常有脾胃受伤、腹泻呕吐之类的疾病发生。当此之时，一些医生不问究竟，猛投消导之剂，以求消食止泻。而临床证明，这种治法非但不能止泻，有时还可使泻转为慢性，迁移不愈。纵然有泻下得止者，也可能埋下复发病根。为什么呢？这是因为消导药伤脾，小儿脾胃本弱，遭此药伤，吸收运转之力更遭损害。对此，江老常引《幼幼集成》之论，以作说明。那就是小儿之胃肠，非比缸钵，盛满物品时一倒了之。胃肠需要调养，通过调养恢复其运转吸收功能，这样不仅不止泻而泻可止，且可杜绝脾伤之泻再度发生。因而小儿疾病的治疗必须遵循克食之药不可多予、下积之药不可浪投的原则。而山楂、莪术、牵牛子之类的力峻之品，使用尤应慎之又慎。

那么，日常小儿泻下当怎样治疗呢？江老认为，可分三种情况分别以治。第一，患儿泻下、呕吐时，见到嗳腐吞酸者，可加用山楂、建曲、麦芽等消导剂；第二，若无嗳腐吞酸，单纯泄泻，可用平胃散加大枣、炒扁豆、炒山药等；第三，若泻下较重而未夹不消化之食渣或红白黏涎者，可用理中汤或附子理中等温中以治。

这是对小儿稚阴稚阳之体生理特点在临床治疗时的准确把握,也是对脾为后天之本常需顾护的治疗原则的具体体现。

一七　要重视病证合参

针对"病"的治疗是从《内经》即明确记载的。《伤寒论》则以《辨太阳病脉证并治》《辨阳明病脉证并治》等为篇,《金匮要略》更以几种相关病名为篇目,可见古之临床是以"病"为纲的。近代以来,由于对"证"研究的深入,加上将辨证论治作为中医的基本特点和最大优势加以推崇,因此,人们临床时每有只重辨证而不问"病"的情况,这成了影响疗效的一个重要原因。

其实,"病"反映了该病种全过程的特点和规律,代表着该病种的基本矛盾。而这个基本矛盾不是代表疾病现阶段所处的病因、病性、病位为特点的"证"所能完全代替的。举凡中医疾病,中风、百合病、狐惑病、痢疾、虚劳、肺痈、痰饮等任何一病莫不如此。

而江老重视病证合参还有一点,那就是在西医病房长达30多年的工作,使他养成了对西医诊断之"病"的重视,比之传统中医只重中医之病又胜一筹。如江老年轻时曾治一黄疸性传染性肝炎患者,初为剑突下按之则痛,服用小陷胸汤后好转,而旋即出现眼目、全身皮肤发黄,小便深黄,头目眩晕等症,乃据"少阳之为病……目眩""诸黄,腹痛而呕者,宜柴胡汤",处以小柴胡汤加茵陈、滑石等数剂而愈。自此之后,凡急性黄疸性肝炎或慢性肝炎活动期,只要有柴胡证者,均在辨证论治的同时加小柴胡汤以治肝炎。临床表明,效果极佳。

病证合参治疗可有效地避免两个问题:一是医师把目光停留在先前已确诊的疾病层面,用刻板机械凝滞的思维死盯住"病",而忽视了每次发作的具体征象,落入了全程诊疗窠臼。另一个则是不考虑"病"所具有的基本矛盾必然隐含在病程的全过程,而只管对"证"的解决,陷入了表浅治疗。

多年前,我治疗一例分泌型免疫球蛋白缺陷症的14岁患儿。该患儿从1岁半起开始喉核化脓,口腔溃烂,每月必发一次。因多所大型医院久治均不能控制发作,6岁时即切除了扁桃体,而术后仍不能控制发作。4天前喉部又化脓,体温升至40℃,一中医投清热泻下剂,不料仅服一剂,前症未减,复增泻下不止,该医转而急用涩肠止泻但泻不止,而热仍持续,乃转来我处就诊。患者从口腔至咽喉广泛溃破,发热已4天,泻水样便不止已2天。精神极度困乏,面色苍黄,脉虚迟,舌苔黄厚。我综合病证情况,认为先天不足,后天失养,为其病之本;卫气不固,外邪屡犯,气阴两亏,湿热留恋,邪毒蕴结,为其病之标。我认为前医清热泻下乃着眼于热毒之"证",而忽略了先天禀赋所致的免疫缺陷"病",继而用涩肠止泻更是盲目乱投。因而,制订了三步治疗法。先用化湿透达以退热止泻,热退泻止后转用健脾利湿兼祛邪毒,最后以益肾固本巩固疗效。

于是初投三仁汤合理中汤加味,仅两剂热退泻止,口咽溃烂开始消退,再服三剂口腔脓点消失,饮食及大便正常,转用三仁汤合六君子汤加味,数剂后诸症基本消失,改用右归饮加味断续服用巩固善后。每月必发的顽疾至此未再发。

这例病人需要记取的经验和教训都非止一端。首先,治"病"需深入到证,而辨"证"绝不能忘"病"。第二,在辨中医之病时,不忘西医已确诊的病。第三,中西医的病名不能等同,甚至很多时间没有对应,但可互参。如本例之先天性免疫缺陷症,据其理,用先天不足禀赋特异加以诠释,并将这种诠释结论用以指导临床,收到良效。不然,这例患者是怎样也用不到右归丸之类的方药的。

一八　避用毒性药

江老平素远离毒性药物。在其一生的医案中,几乎见不到对剧毒药品的遣用。这是因为两点:第一,江老平生谨慎,言谈举止从不逾矩。这一行为特征必然反映在临床上,导致其对毒性药品的忌用。第二,江老在很年轻时即进入综合医院的病房,目睹了大量乌头、马钱子、蟾蜍等中毒患者的抢救过程,这些令人震惊的场面,使他深刻认识到毒性药物被误用将产生令人难以接受的严重后果!这两点决定了他一生远离毒性药物的用药风格。

江老一生未冲破这一界限。虽然如此，他常教导学生，为医者必须广采博览，融汇古今，不画地为牢，不存门户之见。每思及老师说这些话时那期待的目光，我深深地感到这实际是鼓励我们不要囿于一门一派，要大胆吸纳多学派的宝贵经验以丰富自己。我更把这看成是江老要我们在继承他学术思想和特点的同时，能有所创新和拓展的殷切希望。

基于这种认识，我对先师较少涉足的边缘进行了一些探索，其中对毒性药物的应用当属这种探索的重要内容。这虽不是对先师学术观点的直接继承，但却是对其学术主张的忠实践行。先师九泉有知，定会为学生越形似而臻神似的进步倍感欣慰。

"以毒攻毒"指遣用有毒药物治疗以"毒邪"为突出表现的一种治疗方法，其作用之大，影响之远，不亚于其他治法。但该法使用的药物多有一定毒性，运用不当常令人中毒，甚至造成死亡，因此，临床应用者愈来愈少。近年来随着研究的不断深入，临床医生不仅对《中华人民共和国药典》所载有毒药物的毒性成分、致毒机制有了越来越多的认识，而且对新发现并见诸文献的一批具有毒性的中药也有了新的了解。由于当代医生实践面的相对狭窄和对风险治疗的日趋回避，"以毒攻毒"法在临床已极少被人采用。一些医者终生不曾应用，年轻一代更将之视为鸩酒，不敢轻易尝试。如此看来，说"以毒攻毒"法已被废用，甚至有被湮没的危险，似乎并非危言耸听！

笔者认为，"以毒攻毒"法是临床不可替代的一种治疗方法，尤其在攻治疑难杂症和顽证痼疾时更有其特殊的作用。对其有毒成分的探明，致毒原理的揭示，中毒案例的分析，应成为准确使用该法的依据。作为临床医生，如果只孤立地停留于看哪些药物含有毒成分，哪些药物可致某脏器损伤，而不将这种科学研究成果用以指导具体实践，匡正、规范和完善经典的"以毒攻毒"治法，对药物毒理研究者来说是一种辜负，对中医临床医生来说也是一种遗憾。

注意将毒性药物研究的新发现转化为促进"以毒攻毒"治法的应用，既是一个思维问题，也是一个经验问题。要实现这种转化，必须对"以毒攻毒"法甚为熟知和有所体验。笔者总结多年临床用药经验，认为只要掌握以下几点，就能既取得满意的临床疗效，又可避免中毒现象的发生。

其一，认准适应证，这是防止毒性药物滥用的关键。"以毒攻毒"治法，一般适用于以"毒邪"为突出征象，而其他治法治之又无效的顽证、重证，切不可随意扩大应用范围。

其二，严格掌握剂量，这是防止药物中毒的关键。一般以《中华人民共和国药典》和规范教材为准。对于非"极毒""大毒"之品，需增加治疗剂量者，应从小量开始，每次稍做递增。但应严密观察，并高度警惕蓄积中毒。

其三，严格炮制和谨遵特殊要求。许多药物通过炮制可使化学成分发生改变，从而使毒性大减，炮制须按要求，未到火候达不到减毒目的，炮制过度则会减弱甚至丧失药效。有的药品用时有特殊要求，如雄黄不能见火，见火则生剧毒，须绝对遵守。

其四，中病即止，并掌握好禁忌证。"以毒攻毒"属"冲击疗法"，不可久用。《黄帝内经》有"大毒治病，十去其六"和"衰其大半而止，过者死"之明训。因此，临床一见疾病毒势已败，即不可再用，宜转用他法善后。此外，孕妇禁用，气血衰弱及肝肾功能差者不宜使用。病情确需者，宜通过调治后相机使用。少儿脏腑娇嫩，成而未充，一般不宜使用。

其五，掌握配伍。"以毒攻毒"法的方剂配伍有特殊要求，如升麻鳖甲汤用蜀椒，看似难以理解，实际是为了减少方中雄黄的毒副作用而设。经验表明，临床用该方时若不用蜀椒，则有恶心、头昏反应。"以毒攻毒"方剂配伍时还须分别加入清热解毒和通利小便药，清热解毒药起着清解病证之"毒"和减少药物毒性的双重作用，用量宜大，由于肾脏是排泄有毒物质的重要器官，加上许多药品（已发现68种）对肾有毒害作用，因此，通利小便药物的配合有其特殊意义。

一九 温病学是《伤寒论》的学术发展和补充

自明末清初温病学术自成体系后，关于温病与伤寒的学术关系和应用原则即成了重要的学术争议问题。争议的焦点在于三点：第一，温病和伤寒是隶属关系还是平列关系；第二，是伤寒义广而温病义狭，还是温病义广而伤寒义狭；第三，伤寒方能否治温病。

重温病者认为，温病学说在未形成学术体系前，是隶属伤寒的，但在形成体系后，内容已囊括了几乎全部热病，其地位已由隶属而上升成与伤寒并列的关系。而重伤寒者则认为，温病学术只是对伤寒的补充和发展，二者的关系始终是伤寒统温病的。

对于伤寒与温病孰义广、孰义狭的问题，重温病者认为温病范围之广，广至可称各种热性病都尽属其中，而伤寒只限于风寒引起的一类外感疾病，当然温病义广伤寒义狭。而重伤寒者则认为《伤寒论》绝非只论伤寒，并引《素问·热论》"今夫热病者，皆伤寒之类也"为证，说明伤寒乃为百病立法，无论温病学术如何发展，总脱离不了伤寒。因而肯定伤寒义广而温病义狭。

对于伤寒方能否治温病的问题，重温病者认为"古方不能治今病"。从学术发展的过程看，这其实是以上三个问题中最早提出的一个问题。因为在温病学术体系尚未形成的时期，即有人提出了"外感宗仲景，热病宗河间"的临床主张。"古方不能治今病"只不过是在感到新兴的温病学术的惊人临床疗效后，对这一主张更具体和更偏执的表述而已。但重伤寒者则认为大量伤寒方在温病代表作中被广泛使用，大量温病新方脱胎于伤寒方，还有大量新方则是在伤寒法的启发和指导下拟定而成的。因而，伤寒方是完全可以治温病的。

由于持以上两种截然不同观点的人都不在少数，这就形成了伤寒学派和温病学派两大流派。本来流派的形成和流派之争鸣可推动学术发展，而自清代以降，寒温之争非仅少见互补，反呈对峙局面，从而阻碍了学术的正常发展。

江老痛感寒温对峙之情，主张寒温一体，并认为要融寒温于一体，必须明确温病学是《伤寒论》的学术发展和补充。因为只有这样才能源流分明，以确认《伤寒论》的源头和主体地位，明确温病学的发展和补充功绩。并从这种发展和补充中，看到温病学派的继承方式和创新精神。这样，任何一方都不会排斥另一方，只有这样，临床诊治病人时，才会不受寒温束缚，而于两者之中广泛寻找最妥帖的辨治方法。

江老认为，关于这个问题，其实环顾以下四个方面就会得到相同的认识。首先，《难经·五十八难》即明确："伤寒有五，有中风，有伤寒，有湿温，有热病，有温病。"温病统于伤寒是明确的。

　　第二，从《伤寒论》的内容看，太阳病篇在定义了太阳病后，紧接着鉴别了中风、伤寒，中间插了两个辨识传经的条文，而后即出第6条"太阳病，发热而渴，不恶寒者，为温病。若发汗已，身灼热者，名风温。风温为病，脉阴阳俱浮，自汗出，身重，多眠睡，鼻息必鼾，语言难出。若被下者，小便不利，直视失溲，若被火者，微发黄色，剧则如惊痫，时瘛疭，若火熏之，一逆尚引日，再逆促命期。"这里"多眠睡"是热炽神昏之渐，有邪陷心包之象。"时瘛疭"是肝风内动之象，而"直视失溲""小便不利"是外脱之候。对温病的主证，误治后成为坏病的症状表现和预后，均进行了详细表述。可以看出，伤寒岂止统温病，其实温病就是伤寒研究内容中的一个重要组成部分。再放眼看去，单太阳病篇涉及温病的就有10条条文，阳明病篇中有8条，少阳病篇有3条。纵然在三阴病中，少阴篇也有2条，而厥阴篇中则有3条。这众多的条文不仅对温病证候提出了治疗方药，对误治可能导致的危害提出了警告，对转归提出了预测，尤其重要的是，其采用的急下存阴法、辛凉清润法，甘寒、咸寒、苦寒等丰富多彩的治法，为后世温病学派的新方创立，提供了理论依据和思想源泉。

　　我们就以温病治疗的第一大法——救阴法为例，看看伤寒为之提出了哪些方，而温病又是如何继承和发展这些方的。

　　以三承气汤为代表的泻热存阴，以白虎汤为代表的清热存阴，以猪苓汤为代表的利水育阴，以黄连阿胶鸡子黄汤为代表的降火滋阴，以麻子仁丸为代表的润燥养阴，以炙甘草汤为代表的通阳补阴，以芍药甘草汤为代表的柔肝复阴等。这些方有的被温病直接采用，有的则被改良和发展，如三承气汤只撤胃中之热，却未考虑滋胃中之阴，而温病针对腑实而阴液亏损者，补充了增液承气汤；针对腑实而气阴两亏者，创建了新加黄龙汤；针对阳明腑实复小肠热甚者，创制了导赤承气汤等。又如遵炙甘草汤立方之旨，为了更贴合温病临床见证，在其基础上，创建了加减复脉汤、三甲复脉汤、大定风珠等方。

　　三阳病多上焦、中焦见证，病多在腑，以灼胃阴为重；三阴病多下焦见证，病多涉脏，以耗伤肾阴为主。故救阴的特点是：三阳救胃液，三阴救肾水。而这个总原则，无论方怎样演变，伤寒温病都是相同的。

第三，从温病学家的论述看。如果说前两条还存在解读差异，那么，温病学家所发之论就更具权威性了。温病学家最具代表性和最具实用性的权威著作《温病条辨》明确称："是书虽为温病而设，实可羽翼伤寒。若真能识得伤寒，断不致疑麻桂之法不可用。若真能识得温病，断不致以辛温治伤寒之法治温病。"这里"羽翼伤寒"四字当为千古不磨之句。因为它毫不含糊地说明伤寒是主体，温病是羽翼，而羽翼是附于主体之上的。其产生，表明了发展；其作用，只能是推助。

正因为此，全书直接用伤寒方者，约占了30条文。而在首出新创方银翘散之前，先出了桂枝汤，足见吴鞠通是在怎样以伤寒为根的情况下论治温病的。关于这点，吴氏之友朱彬也深度认同。他在《温病条辨》序文中说，吴氏治病，"一以仲景为依归，而变化因心，不拘常格，往往神明于法之外，而究不离乎法之中，非有得于仲景之深者不能"，进而得出结论说，"昔人谓仲景为轩岐之功臣，鞠通亦仲景之功臣也"。这对温病是继承和发展伤寒的地位说得尤其明白。

第四，从临床应用实际看，虽然理论上的寒温之争不绝于耳，但是临床寒温之法均用，乃至融寒温于一体的用法是被普遍采用的。这从又一个侧面反映了寒温一体的正确。关于这点，吴鞠通首先为我们作了示范。他在《温病条辨》所出第一方"太阴风温、温热、温疫、冬温，初起恶风寒者，桂枝汤主之；但热不恶寒而渴者，辛凉平剂银翘散主之"，这里，寒温是没有界限的，所彰显的宗旨只有一个，那就是"有是证，用是方"。后来在治疗瘟疫时，更有将麻黄汤与银翘散同施者。事实证明，寒温之方并用，有时是其他方法不可比拟的。我曾治疗一些痛风或类风湿关节炎患者，只要表现为热痹见证者，均以仲景的桂枝芍药知母汤与吴鞠通的中焦宣痹汤合用，极大地提高了这两种病的临床疗效。

综上所述，温病学是《伤寒论》学术发展和补充的定位是毋庸置疑的。但这种发展是里程碑式的！这种补充是开拓性的！离开了这个判断，就是对温病学术的低估。

二〇 学习《伤寒论》要多读、熟读、精读，要忠于原著

《伤寒论》蕴藏着无尽的学术秘密，发现和发掘这些秘密，必须从熟读开始，古往今来，凡对《伤寒论》研究有所建树之人，无不如此。遍观医界，能背《伤寒论》者，寥若晨星，能熟练用伤寒方者，凤毛麟角。这种公认的著作的权威性和临床的应用度间存在巨大反差，提示我们对这部旷世之作，是需要认真研究其阅读方法的。

江老乃一代伤寒研究大家，他常强调对《伤寒论》要坚持多读、熟读、精读，并要求阅读时要忠于原著，认为舍此没有捷径可走。为了教人在阅读的路上有所依循，江老将阅读步骤具体化，凡学者按此步骤学习，必能登堂入室。

其步骤是：

1. 初读时只读原著，不必泛读各家注本。这是因为两点：第一，没有临床经验，不能结合对照，不知所从；第二，条文不熟，彼此混淆，结果是记不住条文。读原著要坚持以本文所列之步骤为顺序，只有首先熟读了原著，才不会混淆，才会具有识别力，才会广采百家之长，融会贯通于胸，从而产生创见。

2. 读记条文，牢记方药。初读时耐心听讲，明白道理后会增强对条文的记忆。自始至终，每天必须抽出时间背诵条文。阶段内计划背诵的条文可用小卡片写上，随身携带，随时读。要求最低能背诵六经条文，万一不行，则必须背熟有方的条文。

3. 前后互参，加深理解。即理解与背诵不偏废。朱熹将这种要求称为读书有三到，即心到、眼到、口到。若只能背不能理解，则如和尚念经，有口无心。如真武汤条文有二：一在太阳篇，一在少阴篇。合参后就可明白其为少阴自发证。在太阳篇出现，是因太阳过汗，导致阳虚水泛。又如同为祛瘀血之桃核承气汤和抵当汤，前者治"如狂"，后者治"发狂"，因此，前者只有桃仁活血，而后者证重则用水蛭、虻虫。

这种对照必须注卡片。其法有二：一是把散在诸篇中的运用同方名的

条文类编在一起,对每个条文对照研究;二是用较大的卡片,正面抄方,反面抄所涉及该方的条文,抄好后放于桌面,常加对照。具体做法,尤在泾、陈修园、程钟龄之书可参考。

当今社会已进入网络时代,手机、电脑已代替手绘笔耕。实践证明,注卡片这种"笨"办法,既能加深印象,又利于查对,且便于携带,确实是其他办法不可取代的。

4. 以方证为重心进行阅读。如麻黄汤全书共出9个条文,其中3条是论其适应证的,而另6条是论不同情况下运用该方的方法。又如22条之桂枝去芍药加附子汤与174条之桂枝附子汤,药味完全相同,但因剂量不同而主证迥异。

证、方、药是互相紧跟的。如大青龙汤证即麻黄汤证加烦躁,药倍麻黄,加石膏、姜、枣,变辛温为辛温辛凉合用。进行这类研究时,要注意对药量进行比较,才能加深对二者关系的理解。

这种研究还可看到伤寒方对后世一些著名时方的楷模作用。如清燥救肺汤由竹叶石膏汤化裁而成,豁痰丸由麦门冬汤化裁而成。这样可学到后人制方的思维方法。关于这方面,可参阅《伤寒来苏集》《张氏医通》和王旭高的书。

5. 以辨证为重心。着重从六病即六经的类证进行鉴别。如按头痛、发热等分类,然后熟读,这样就可正确运用八纲分证。六经辨证实际是八纲辨证在临床的具体运用。以呕吐、下利为例,六经均有此二证,将其类编在一起后,然后仔细分析,就会发现每经证候、方义之异同。又如,同为面赤,有桂枝麻黄各半汤证,有宜轻发之阳明病,有戴阳之通脉四逆汤证等。再如350条用白虎汤,这里辨厥阴"脉滑,里有热"五个字,点出了寒厥与热厥之别。可见,对一些关键字句必须仔细推敲。关于这方面问题,可参考《伤寒百证歌》《伤寒寻源》等。

以上学习方法,宜按步进行,不可颠倒。

6. 以用药为重心。这种方法是,把运用同一种药物的方剂及其主治条文汇集起来,在整理、排列、对照的过程中理解其作用。如附子,全书用它的条文有20条,有30个方,《金匮要略》有16个条文,11个方。这样一对照可发现,附子生用回阳,轻用一枚,重剂用大者一枚;炮用轻用一枚治阳虚,用一枚或一两助汗利尿,重用两枚或三枚,以祛风湿或镇痛。其配伍规律则是生用多配干姜,炮用多配生姜。

总之,《伤寒论》的密码须精读方能开启,须勤用方能破译,而这绝非浮躁之人、浅尝辄止之辈所能做到。纵然潜心攻读,也需专心致意,持之以恒,甚至坚持一生。正如徐灵胎在《洄溪道情》中所说:"终日遑遑,总没有一时闲荡……只今日,目暗神衰,还不肯把笔儿轻放。"

仲景理法篇

二一　研读仲景著作必须坚持三点

仲景著作复杂而深奥,江老认为必须坚持以下三点才能登入仲景之堂。

(一)奉原著为圭臬是前提

江老学医伊始,即对仲景著作反复读诵,直到能背诵全文,而后才旁参注家,涉足临床。在读与用的过程中,深感原著不仅确立了理法方药治疗体系,为百病立了法度,而且提供了丰富的临床验案和大量的高效处方,必须细心领会,躬身体察,才能明其真谛。

后世注家对《伤寒论》具体内容的研究,也不乏精辟之见,可谓成果累累,气象万千。但它并不能代替"奉原著为圭臬"的基本原则,因为人的实践面有限,而注家立论无不以自己的实践为基础,且众说纷纭,使原著的深邃义理难于显现。以原著为圭臬则可摆脱这些因素,从而循着仲景的思维脉络进行理论认识和临床实践。事实证明,离开攻读原著,仅借学习"浅注""释义""串类"等,欲求探得仲景堂室之奥妙,只会事倍功半。

当然,仲景之书并非字字珠玑,句句准绳。奉原著为圭臬,一是说读书和临证要以原著基本精神为准,二是说对于画龙点睛处要善于领悟,三是说对难以理解的地方应躬身临床、勤于体察,不要轻易否定,也不能生吞活剥,死于句下。如论中针对各种误治而出的方甚多,用时就不必拘于"误治"。因为误治可造成变证和坏病,但它只是引发变证的一个条件,若拘泥于它,就会失去"观其脉证,知犯何逆,随证治之"的原则性。可见,奉原著为圭臬是研究仲景著作的前提,可与读注本相结合,而决不能被注本所替代。

(二)读书与临证结合是根本

江老认为,研究《伤寒论》概而言之不外学、用两端。所谓学,在于懂得读法;所谓用,就是要遵经旨,勤实践。兹分述于下。

1. **联系《内经》《难经》读** 仲景书是参考《素问》等经典医著写成的,故应结合《内经》《难经》等书进行理解。如太阳经证不解可循经传腑,出现蓄血证。太阳之腑膀胱也,《灵枢·经脉》谓"膀胱,足太阳之脉……是主筋所生病者,痔疟狂癫疾,头囟项痛,目黄",联系起来看,可知仲景临床验证,膀胱经脉病所致之目黄、发狂等症,确在太阳病中可以见到,从而依据病情轻重创制了桃核承气汤、抵当汤等方。进而可知《伤寒论》六经立论,不仅受《素问·热论》影响,还是在参考《灵枢·经脉》等篇基础上创立的。这样既明确了"六经"学术渊源,又深化了对具体问题的认识。

2. **联系《金匮要略》读** 《伤寒论》与《金匮要略》原系一书,故应互参互补。如半夏泻心汤在《伤寒论》中是同大陷胸汤比较而出现的,仅有"但满不痛"一证,而《金匮要略》则有"呕而肠鸣,心下痞"等症状,合参后可看出心下痞满、呕恶、肠鸣下利或大便不调等,当为其主证,从而在临床有了具体使用指征。

3. **字斟句酌读** 读书固不能死于句下,但有的地方却须字斟句酌。因为这部分是辨证最关键、最具特征性的地方,不可顺口读过。如真武汤,《伤寒论》82条云"心下悸,头眩,身𰂪动,振振欲擗地",此句即为辨证之大眼目。江老治一"阵发性心动过速"患者,发作时全身颤动,不能站立,须蜷缩于床上,西医治疗不效,经用真武汤加龙骨、牡蛎,迅速痊愈,就是对"心下悸"和"振振欲擗地"等特征性症状字斟句酌的结果。字斟句酌是读书方法,更是江老临床将经文与证候直接联系以选方用药的一大思维特点。

4. **联系临床读** 联系临床就是要勤于实践,不断验证,不断探索,并加以丰富和发展。如216条"伤寒,身热发黄,栀子柏皮汤主之",该方验之临床,其力稍逊。江老认为,本条联系《金匮》"诸黄,腹痛而呕者,宜柴胡汤"看,当属木郁犯土,故他对黄疸兼感冒症状者,不论发热否,概以小柴胡汤疏达肝胆郁热，解散胃肠积滞。若消化道症状明显者，则加平胃散、二陈汤，或酌加藿香、茵陈。

（三）背诵与理解并重是关键

背诵是精读和运用的基础。江老强调背诵时最好按顺序背（因原文编排寓有巧意），辅以类方、类证等归类背，这样就可加深理解和巩固记忆。若背诵全书有困难，起码应背熟六经的条文。背诵就是忠于原著，背诵就是先让仲景全论在心中扎根！有了背诵的基本功后，再参考注家，对注家的长短就有识别能力，而注家的书反过来又能帮助理解原著。孔子云："学而不思则罔，思而不学则殆。"背诵可谓是"学"，理解则是"思"。"思"即对背诵的条文进行思考和消化。具体从以下几个方面进行。

1. **从编排顺序理解** 《伤寒论》的编排，除在分篇上有相对独立性外，在条文安排上，很注意系统性、鉴别性和承接性，如阳明病篇首179条以大便难为总特点展示了疾病特征性症状后，180条以"胃家实"作提纲进行概括，181条总结病因主证，182条点出"身热汗自出，不恶寒反恶热"的特征性外部表现。连续四个条文从不同侧面揭示了阳明病的病因病机和证候特点，从而确定了阳明病。把握住阳明病的上述特点，再往下读，则不难识别兼证、变证和对比、鉴别等条文。又如作为少阳病主要证型的小柴胡汤证，仲景是主要放在太阳病篇讨论的。观论柴胡汤主证的96条和论柴胡汤证病机的97条，均紧承95条论太阳受病、营弱卫强而来，提示了少阳在太阳受病时必受牵连，从而领悟太阳与少阳唇亡齿寒的病理联系和"桂枝汤是治邪气侵犯于营卫，小柴胡汤是治邪气出入于营卫"的道理。

2. **从虚实互勘理解** 虚实是辨别邪正盛衰的两个纲领，仲景常用对举形式展示。如380条论误治伤中、胃冷致哕的胃气虚证，381条紧接着出"伤寒哕而腹满，视其前后，知何部不利，利之即愈"的哕而属实者。仅举一虚实，示人以规矩，并不详论一证一方，却教人以循证识方之法则。

3. **以辨证为重心理解** 《伤寒论》一般多以"证"为诊断（也有以病为诊断者），证确定后，方药紧跟，故以"证"为重心理解可提纲挈领。研究时先抓各经主证，再一一鉴别归类，这样就能使纷繁复杂的证候条理化、系统化。如真武汤证，共出两条，一条出太阳病篇，一条出少阴病篇，两个条文之起始又都分别冠了"太阳病""少阴病"。该方证究系何经证候呢？只要分析少阴属心肾,其寒化证以阳虚为特点,肾又主水,阳虚则水停,而该方乃温阳化气行水之方,便可知少阴乃其本证;太阳篇出者,乃过汗伤阳,导致少阴阳虚水泛,本质仍属少阴。相反,同一面亦,有太阳病(桂麻各半汤证)、阳明病(宜轻发之证)、少阴病(通脉四逆汤证)等之别。这样,紧紧抓住"证"进行分析,不论条文出在何篇,均可准确辨识。

4. **以方为重心理解** 《伤寒论》采用方随证出的写法,方出现时,包含着证候、病机、治法和药物等辨证论治的完整内容,可以说每方即一个诊断单位。故从方的角度理解,不仅是对方药本身的深入认识,也是对辨证的深入理解。如麻黄汤共出 9 个条文,分别见于太阳、阳明两篇中,而将其归类对照便可发现,3 条是论适应证,6 条是论不同情况下比较、选择的运用。论中有很多出略证而需以方求证的条文,如"伤寒汗出而渴者,五苓散主之"(73 条)。"汗出而渴"与白虎汤证同,故不能凭此四字径用五苓散,当与其他五苓散条文合参。这样就能以方测证、以方类证和以方补证。

5. **参考注家理解** 历代研究《伤寒论》的著作堪称璀璨宏富,其中有以方法见长者,有以见解著称者,对理解原文有很大帮助。

6. *存疑待解* 由于每个人(包括著名注家)均受实践面和阅历的限制,难以对仲景书进行精透理解和全面实践,而仲景书又确是对临床的忠实总结,故对暂不理解之处,可存疑待解。前述《古今录验》续命汤治瘫痪,就是对存疑条文通过验证而获得深刻理解的例证。

江老的实践告诉我们,学习仲景著作应遵循"首重原著,参考注家,参必选择,读必互勘,用中加深理解,用中扩展认识"的道路。朱子云:"事必有法,而后可成。""法",治学之规律也。江老以其成功的实践,向我们揭示了一条治学规律:读书与临证相结合,理解与背诵不偏废。

二二 六经气化的几个基本概念必须搞清楚

六经气化理论,是仲景将《内经》理论成功运用于临床的一个典范。后世不少研究《伤寒论》的学者,对仲景这一重大贡献进行了深入的阐发。

然近年来,人们或因其深奥难学,或认为仲景原书未载,而未能充分探究。江老紧密结合临床,勤求博采,参古论而不为之所囿,本《伤寒论》而于无字处探求,形成了自己的系统理论。现简述如下。

(一)六经气化概说

六经气化,是用风、寒、热、湿、燥、火六气的特点和演变规律,以说明六经证候情况的一种理论。掌握六经气化理论,不仅在临床可执简驭繁,且对阅读和理解《伤寒论》很有帮助。故陈修园说:"六气之本标中气不明,不可以读《伤寒论》。"

《素问·六微旨大论》云:"少阳之上,火气治之,中见厥阴;阳明之上,燥气治之,中见太阴;太阳之上,寒气治之,中见少阴;厥阴之上,风气治之,中见少阳;少阴之上,热气治之,中见太阴;太阴之上,湿气治之,中见阳明。所谓本也,本之下,中之见也,见之下,气之标也,本标不同,气应异象。"这是六经气化理论的渊源。仲景正是根据"本""标""中见之气"和"从化"等概念进行判断推理,从而对《伤寒论》六经证候进行系统论说的。这里的"本"指六气。它与"标"(三阴三阳)相对应,即所谓"六气为本,三阴三阳为标"。各经的"本",就是指该经特有的风、寒、热、湿、燥、火的病理属性。江老根据"本"的这一固有含义,结合临床实际进行深入研究后,认为即使疾病千变万化,也不出风、寒、热、湿、燥、火六因,而它们又是可通过六经之本性加以概括的。故提出了"本"即本性,亦即病性。根据这一观点,将六经看成六个不同病机、病位的病理性格,并以"本性难移"说明这六个病理性格的相对稳定性,这就使人在纷繁复杂的临床见证面前,获得了一把诊断标尺。例如"阳明之上,燥气治之","燥"就是阳明之"本",疾病凡以燥为特点者,即可归于阳明;"太阴之上,湿气治之",凡以湿为特点者,即可归于太阴。江老对"本"的具体阐发,不仅突出了它在六经证候鉴别上所具有的纲领意义,而且对运用六经辨证辨治百病也具有启迪作用。

所谓"标",即三阴三阳。如"太阳之上,寒气治之",按照六气为本的规定,太阳的"本"为寒,而太阳是阳经,故其标为阳。这种标本异气的关系,可解释同属一经之证而有寒证、热证之分的临床现象。

所谓"中气",即两经相表里者,故曰"表里相通,互为中气"。如太阳与少阴相表里，则太阳与少阴两者互为中见之气。

《素问·至真要大论》云："少阳太阴从本，少阴太阳从本从标，阳明厥阴不从标本，从乎中也。"疾病这种或从本，或从本从标，或从中见的变化规律，谓之从化。江老认为，"从化"，指该经病后从何而化，并认为决定从何而化的主要因素是人之禀赋，从化的表现则是临床见证和药后反应。故赞同陈修园"寒热二气，盛则从化……一从病体而分，一从药误而变，何则？人之形有厚薄，气有盛衰，脏有寒热，所受之邪，每从其人脏气而为寒化热化"之说。从而肯定了"从化"不仅是对发病后从何而化一般规律的概括，也是对疾病在治疗过程中转化规律的总结。如同系太阳病发汗后，有的演变成"反恶寒"之芍药甘草附子汤证，有的则演变成"不恶寒反恶热"的调胃承气汤证。这种有从阴寒化者，有从阳热化者，有致虚者，也有致实者等迥然不同的转归，就是禀赋差异所致不同从化的具体表现。

江老认为，六经气化中有两点必须着重掌握：一是掌握各经之"本"，它是从总体上把握病机、病位、病性的关键；二是掌握从阴从阳化的情况，便于针对病人体质因素进行具体治疗。这样，对气化理论在深入浅出表述的同时，对其庞杂内容做了提纲挈领的把握，一扫神秘色彩，使之成为指导辨证论治的一个有效手段。

（二）六经气化的临床意义

江老认为，六经气化理论不是《伤寒论》不载，恰恰相反，正是仲景在论中为我们确立了六经气化的原则，并在实际运用中进行了充分的体现。首先，仲景通过各经提纲和主证条文，确定了各经的"本"（病性）。如"太阳之为病，脉浮，头项强痛而恶寒""太阳病，或已发热，或未发热，必恶寒"，强调了太阳病的病性是"寒"。"阳明之为病，胃家实是也""阳明病外证云何？答曰：身热自汗出，不恶寒反恶热也"，强调了阳明病的病性是"燥"。在确定各经病性的基础上，又鲜明地体现了"从本、从标、从乎中见"的治疗原则。如根据少阴太阳标本异气，故或从本或从标的原则，对太阳病从本寒化者出麻黄汤、小青龙汤等的同时，也对从标热化的"不汗出而烦躁者"出大青龙汤，对"少阴病，八九日，一身手足尽热者，以热在膀胱，必便血也""少阴病，得之二三日以上，心中烦，不得卧"等从本热化者进行论治的同时,也对"少阴病,脉沉者,急温之,宜四逆汤""少阴病,得之一二日,口中和,其背恶寒者,当灸之,附子汤主之"等从标寒化者进行了讨论。根据阳明厥阴不从标本,从乎中也的原则,对阳明病在注意其以燥为病性的同时,又出了"脉浮而迟,表热里寒,下利清谷者,四逆汤主之"和"伤寒发汗已,身目为黄,所以然者,以寒湿在里不解故也,以为不可下也,于寒湿中求之"等从中见之气湿化者论治的条文。中见之气,是与本气相关或相反的气。本气之中出现中见之气的原因:一是六气变化到了一定限度,常可向相反方向转化;二是六气本身也有一个盛衰和有余不及的问题。不从标本而从中气,就是要特别注意它们间的这种转化。如风气偏胜,以风为本,以厥阴为标,但风气偏胜多火气随之偏胜,成为"木从火化"之候,故当从厥阴的中见之气少阳论治。掌握这种中见关系,对于因势利导地治疗疾病,使之从阴转阳,由里出外,具有重要意义。如江老曾治一腹痛患者,西医诊为"急性坏死性小肠炎""重度贫血"(血红蛋白 37.6g/L),连续救治八日无效,腹剧痛呼号不已。会诊时见高热,腹痛(以脐周为甚),曾吐蛔、便蛔,大便乌黑如泥,面色苍白,口干,舌苔粗白少津,脉乱。细思病已八九日,腹痛吐蛔,口干,符合厥阴病"消渴,气上撞心,心中疼热,饥而不欲食、食则吐蛔"的证候。证虽复杂,而《伤寒论》厥阴篇有"厥少热多者,其病当愈"之条文,该证高热当为木从火化之候。乃据"厥阴不从标本,从乎中也"之旨,以小柴胡汤去黄芩加白芍,合乌梅丸去辛温之品,从少阳之枢引深入厥阴之邪自阴出阳。一剂而腹痛大减,守方八剂,高热减退,调治二十余日,痊愈出院。

六气从化还有一个手足经间的从化问题。黄元御说:"经有十二,司化者六经,从化者六经。从化者不司气化,总以司化者为主,故十二经统于六气。"对此,江老参验古今,别具会心而添新意。如少阳经,手少阳三焦属相火主司化,足少阳胆甲木主从化。陈修园说"少阳内主三焦,外主腠理",尤在泾说"少阳居表里之间,当肓膜之处,外不及于皮肤,内不及于脏腑",江老据此认为,少阳一经所辖甚广,举凡外而躯壳腠理,内而胸胁腹腔均属之。故少阳以手经主令,足经从化,亦即其主要病位不在胆而在三焦,并将这一理论创造性地运用于临床,指出少阳证不仅指无形之邪的柴胡证,也应包括水饮停聚胸胁的十枣汤(轻者香附旋覆花汤)证。在这一学术观点指导下，江老治愈了一些疑难疾病。如张某，男，46岁。乍寒乍热（诊时体温39.7℃），左胁痛甚，不能转侧，微咳，尿频急3个月，苔白厚腻。西医疑为肾周囊肿，恶性网状细胞病，诸治罔效。细考此证，表已解，里未实，病在半表半里属少阳无疑。手少阳经主令足经从化，病在三焦。而左胁掣痛甚剧，非无形之邪阻滞，乃时令新邪与水相搏，积于胁下。吴鞠通云"伏暑、湿温胁痛，或咳，或不咳，无寒，但潮热，或竟寒热如疟状，不可误认柴胡证，香附旋覆花汤主之，久不解者，间用控涎丹"，与此证若合符节。乃投香附旋覆花汤原方加降香、白芥子合三仁汤，以疏利三焦，化湿通络，数剂而瘳。这种病后见司化者之本气乃化之常，但也间或有见从化者之本气的情况，故少阳病也有按从化之本气甲木胆论治的。

总之，标本中气，说明疾病都有现象、本质和转化的问题。掌握"本"，即可明确病性；掌握"标"，则可明确反映病性的标志；掌握"中见之气"，则可明确脏腑、经络间的生理调节和病理联系；掌握"从化"，则可明确疾病诊断和治疗的重点。故江老强调，六经气化理论绝非没有临床实际意义的空谈，恰恰相反，正确地运用它，是掌握六经病诊断和治疗规律的一条捷径。

二三　阴阳、营卫、血气、津液一体论

阴阳、营卫、血气、津液一体观是江老重要学术见解之一。运用这一理论，可以深入系统地认识《伤寒论》中一类疾病的演变和治疗规律，从另一侧面窥探仲景的思路。

（一）思路的形成

江老发现仲景在论中直接以方名证者，只桂枝汤、小柴胡汤两方而已。并且注意到两方运用特广、演变特多，认为此两方在全书113方中具代表性意义。而两方的组方主旨又都在调和阴阳、营卫、血气，设想从阴阳、营卫、血气的角度研究《伤寒论》，或许能够从一个侧面探索仲景的临床思路。那么，阴阳、营卫、血气在仲景目中究系何物，它们间的关系又是怎样的呢？对此仲景虽未明确论述，但他在编写时引用了"《素问》九卷""八十一难"的内容，二书对阴阳营卫血气的认识必然被借鉴。故从二书中寻找依据，不失为一种追源溯流、旁求侧证的方法。《灵枢·卫气》说"其浮气之不循经者为卫气，其精气之行于经者为营气，阴阳相随，外内相贯"，这里，将营卫阴阳并称。那么，它们间的关系又如何呢？《难经·三十二难》指出："心者血，肺者气。血为荣，气为卫；相随上下，谓之荣卫。"明确指出营卫即血气。可见阴阳营卫血气的不同称谓，是因为它们循行和分布的部位不同，并非其本身有着质的差异。后来，《医宗金鉴》把这种关系径直解释为"以其定位之体而言，则曰气血，以其流行之用而言，则曰营卫"。江老认为，阴阳、营卫、血气一体是仲景的一条重要思路，并在此基础上进一步研究，认为血气固然密不可分，而津液乃血之重要组成部分，血气的变化必然导致津液的变化，反之亦然。如唐容川所谓"气生于水，即能化水，水化于气，亦能病气"，这一生理上的紧密联系在六经病理演变中必然产生重要影响，因而在研究六经证候中具有特殊意义。故在确认阴阳、营卫、血气的上述关系时，又将与之密不可分的津液视为一体加以研究。江老在运用这一观点探析论中一类疾病的演化过程时，发现这一观点符合仲景的思维脉络。至此，通过追源溯流，纵横对比，正面领会与反面推证相结合的长期研究，形成了独特的阴阳、营卫、血气、津液一体的学术观点。

（二）研究的演进

《伤寒论》是以方证结合形式编写的，因此，仲景对阴阳、营卫、血气一体的认识必然在方证论述过程中得到体现。换言之，运用阴阳、营卫、血气一体的观点研究方证，就能较好地循着仲景的思路，揭示疾病演变规律和治疗机制。这从桂枝汤本方证、加减方证和类方证的演变关系中，可以清楚地看到。

桂枝汤由桂枝甘草汤合芍药甘草汤两个基础方组成，前者辛甘化阳，后者酸甘化阴，共起滋阴和阳、调和营卫的作用。《伤寒论》58条云："凡病若发汗、若吐、若下、若亡血、亡津液，阴阳自和者，必自愈。"仲景明确指出，无论曾采用发汗、吐下治疗过的有余之病，还是亡血、亡津液的不足之病，其基本病理变化都是阴阳失和。治疗无论何法，都要通过调和阴阳才能向愈。怎样调和呢?《伤寒论》《金匮要略》中以桂枝汤为基础,加减演变出近50个方,可以说均是这种调和的具体应用。它们看似纷繁零散,而以阴阳、营卫、血气、津液一体的观点看,则如线贯珠,井然有序。如营卫不和于外,兼邪入经输阻滞津液运行用桂枝加葛根汤,兼阳气被遏用桂枝去芍药加附子汤。又如血气不和于内,用小建中汤温中健脾、调补血气,炙甘草汤生血之源、导血之流,桂枝茯苓丸活血化瘀,当归四逆汤养血通脉,薯蓣丸治阴阳气血诸不足等。这类桂枝汤加减方证,无论属外证还是内证,其病机仍属营卫血气不和,它们仅是病理阶段、病位或兼证等的不同。然而,江老的研究并未停留,他运用"一体观"独具慧眼地指出了营卫血气演变过程中出现的另一类疾病,这就是气水不和证。当营卫(血气)不和时,部分病人可受禀赋、宿疾、治疗等因素影响,演变成气水不和证。此类证候源于营卫不和,虽有病机的演进和变异,而本质仍未离营卫(血气)。因此,仲景在《伤寒论》中做了十分系统的方证展示。其中,既有不同部位的阳伤阴停证,如胃阳不足之茯苓甘草汤证,脾阳不足的防己茯苓汤证,心阳不足的苓桂甘枣汤证,肾阳不足的真武汤证等;又有营卫不和向气水不和转变的各阶段过渡证,如桂枝去桂加茯苓白术汤证,苓桂术甘汤证。前者是表之营卫不和未罢,里之气水不和已生,故外调营卫,内利水湿,治疗侧重点已开始从调营卫向调气水转移;后者是阳虚水停,故变调和营卫、健脾利水为温阳化气行水。换言之,前者属营卫不和向气水不和演变的中间阶段,后者已完全演变成气水不和证。他如五苓散与真武汤、小青龙汤与茯苓泽泻汤等,均体现了这种不同阶段的演变关系。江老将此类方统称为苓桂剂,指出他们是仲景在调和营卫血气总治则指导下,随病机转化而设置的一组气水调和剂。江老认为,仲景对气水不和证的论述到此并未完结,他还深入论述了其他两种情况:一是水阴不足,津液枯竭,治以育阴利水,所谓滋水之阴,即是补气,如猪苓汤。反之,若水邪太甚,留聚不去,致水阴不生,则当攻逐水邪以通气,所谓治水之邪,即是治气,如十枣汤。它们是在苓桂剂基础上派生出的一类方证。江老运用"一体观"紧紧把握住病理演变的内在联系,将数十个方证有机结合起来,极大地深化了对仲景立方主旨的认识。

（三）临床的验证

江老既据经以洞其理，更验病而悟其义。临床以"一体观"辨析疑似，常收到十分满意的疗效。

1. 调阴阳即和营卫 某男，46岁，自汗淋漓，身痛恶寒，屡治不愈。服桂枝汤合玉屏风散汗止而仍恶寒。"太阳病发汗，逐漏不止"可用桂枝加附子汤，但江老抓住恶寒不止为阳虚，而汗出40余日营阴亦伤，此内则阴阳俱伤而失和，外则营卫俱损而不谐。仲景所列"发汗病不解，反恶寒者，虚故也，芍药甘草附子汤主之"，正是针对这种病机而设的。该方仅三味，而芍药、甘草化阴，附子、甘草益阳。乃单刀直入，以芍药附子甘草汤，数日而瘳。本例体现了调阴阳即和营卫的"一体观"治疗原则，显示了本观点在临床把握仲景思路和指导准确遣方时的特殊作用。

2. 和营卫即调血气 李某，两次胆道手术后身体虚弱，血小板减少（38×10^9/L），鼻齿及皮下均常出血，荨麻疹屡发不止，久治不效。此病从证候看，已属血证，然用"一体观"分析，体虚而出血不止，乃血气亏虚于内；荨麻疹迁延不愈，乃营卫不和于外。故其治法，不在止血疏风，而当调和营卫，以桂枝汤加黄芩、生地黄、广三七。服药11剂出血止，血小板上升到76×10^9/L，荨麻疹偶有小发。本例迅速取效之关键，在于运用"一体观"洞察病机，因而不被治血套法所困，亦不为荨麻疹表象所惑。

3. 调和血气即燮理阴阳 杨某，寒冷发热，关节疼痛，皮下结节，偶见散发性红斑，迁延年余，久治不效。曾疑为红斑狼疮。来诊时除上述见症外，舌质红，苔黄厚而粗。经用和少阳、泻肝火、养阴透热诸法不效。江老认为，患病年余，阴阳亏损；寒冷发热，邪气留连；皮下红斑，关节疼痛，乃血气失和。故血气亏虚，阴阳失和当为其基本病机。遂投小建中汤调补血气，扶正祛邪。三剂寒战高热止，黄厚苔消退，旬日而愈。本例能抛开纷繁复杂的征象，而用看似难于理解的小建中汤，在于通过"一体观"明确了阴阳失和的基本病机，调补血气即燮理阴阳，阴阳和则邪自却。

4. 调和气水 张某，咳嗽，胸闷心悸，痰涎清稀上涌，住院20余日不效。江老会诊时询知，病起于感冒，乃抓住外而太阳之气不达、内而水饮不得运行的病机，认为患者风寒伤于营卫，营卫失和在先，脾胃素虚（大便长期稀溏），致气水不和于后。投苓桂术甘汤温阳化气行水，一剂即获显效。本例运用"一体观"拨云散雾，明察病机，故能不为咳嗽表象所惑，直以营卫不和转化而成之气水不和证施治，因而收到了一药服毕、诸症豁然的满意疗效。

[小结]

江老从生理出发，循着病理推导、方证探索、临床实践的路子，确立了阴阳、营卫、血气、津液一体观，从而创造性地将调和气水的一类方剂视为调和营卫的桂枝汤的演变方。不仅为正确理解和使用桂枝汤及其加减演变方提供了新的依据，也为从另一侧面探索仲景的思维轨迹开拓了新路径。

二四　发汗与解肌不可混淆

江老认为发汗和解肌是不宜混提的两个概念，对于有的医书说桂枝汤的功用为"解肌发汗"，表示不能赞同。因为解肌是桂枝汤的作用，而发汗是麻黄汤的作用。

江老赞同唐容川"风伤营，寒伤卫"的观点。因为"皮毛一层为卫所司，肌肉一层为营所宅"，麻黄汤发汗，其作用在卫，桂枝汤解肌，其作用在营。那种"风伤卫，寒伤营"的提法，不符合"麻黄汤所主为伤寒，其作用在卫；桂枝汤所主为中风，其作用在营"的说法。寒者，太阳之本气，太阳之阳发于稚阴而充于皮毛，故皮毛一层为卫所居。卫阳虚，招外寒，故寒伤在卫，皮毛闭塞而无汗。风属厥阴肝木，厥阴主营血，血虚招外风，故伤营。因此，应当是寒伤卫，风伤营。发汗为麻黄汤之功，解肌为桂枝汤之用。邪在皮毛，当以麻黄汤发汗而解，邪在肌肉，当以桂枝汤解肌而和。

可见，解肌发汗这一提法，不仅混淆了治法，而且混淆了病位。

试观仲景治发汗吐下后，身疼不休者，必予桂枝汤，而不用麻黄汤，就是因为麻黄汤专于发汗，而已经发汗吐下后的病，津液内耗，虽有表邪，只可解肌，故用桂枝汤小和即可。可见仲景以解肌为轻，以发汗为重。

二五 学习《伤寒论》太阳病篇应明确的 两个问题

江老认为研究仲景学说,不仅是读几个条文,懂几个方的问题,而是要探本溯源,掌握其思想方法和辨证论治规律。这就要求在读仲景著作时应随时注意到两个问题。

第一个问题是要懂六气学说。

不懂这个问题,就会停留在表面上。因此,陈修园说:"六气之本标中气不明,不可以读《伤寒论》。"如太阳病,《素问·六微旨大论》云"太阳之上,寒气治之⋯⋯所谓本也,本之下,中之见也,见之下,气之标也",说明太阳是以寒水为本,以阳热为标。《素问·至真要大论》云"气有从本者,有从标本者,有不从标本者也",又云"少阴太阳从本从标",这样,就从总原则上把握了太阳病的生理、病理和病情演变规律,从而可准确地加以治疗。太阳病如此,六经无不如此。

何谓六气?外感病因是六淫,六淫是六气之过盛。黄元御说:"人之六气不病则不见,凡一经病则一经之气见。平人六气调和,无风、无火、无湿、无燥、无热、无寒,故一气不至独见,病则或风、或火、或燥、或热、或寒,六气不相交济,是以一气独见。如厥阴病则风盛,少阴病则热盛⋯⋯以此气之偏盛,定缘彼气之偏虚。"因此,要把六气、六经、六淫联系起来看。这样,即使病情千变万化,也不出风、寒、暑、湿、燥、火六因。而它们又是可通过对六气之性的病理概括加以认识的,这就可执简驭繁了。

鉴于六气标本所从的不同,各经之病也并非不变,而怎样的变法,就要看脏气偏盛偏衰和治法当否了。

《伤寒论》不仅为治寒邪而设,但为什么取名"伤寒"呢?雷少逸认为,因太阳为寒水之经,六经之病均要先伤太阳表,故曰"伤寒"。这里"寒"指寒水之经,非寒热之寒。书的开篇出方首列桂枝治风,不列麻黄治寒,也说明了这点。当然书中有白虎汤治暑、五苓散治虚、炙甘草汤治燥、承气汤治火等治六淫之方,就更不用说了。

第二个问题是要懂仲景之文法。

仲景行文极为简洁,每个字都承担着重要的信息传递功能。而在论说问题时又常采用借宾定主之法。每每引彼列此,引此列彼。如在论一经之病时,又杂引他经之证,若不分别对待,见到哪条列于哪篇,即作该经之病,则必犯将宾作主之错。同样,对一个方,一个条文,甚至一个条文里所用之方的附注,都需懂得仲景之行文论理规律,否则或作歧解或不能解。如发汗、利小便为太阳病治法的两大法门,而五苓散是利小便之代表方。该方之所以能充当这个代表,是因为它能使太阳之气外达,气外达则水气行,邪气得泄,头痛、发热等症可随之得解。71条"太阳病,发汗后,大汗出……小便不利,微热消渴者,五苓散主之"就蕴含了这个道理。而方后"多饮暖水,汗出愈"之"汗出愈",显然是指辛散水行后得汗而解。这样就可掌握本为"发汗后,大汗出"导致的病,却又要汗出才愈的原因。但到此并未完结,仲景随之出72条,"发汗已,脉浮数,烦渴者,五苓散主之",而单凭"汗出而渴"是不可用五苓散的,因为白虎加人参汤也可有汗出而渴的症状表现,故本条又需同五苓散其他条文参合理解。

太阳病篇条文最多,牵涉面最广,大部分条文并非太阳正治之法,故读法最为重要。而明确了上述两个问题,对正确理解太阳病会有一定帮助。

二六 太阳病篇解读

太阳病篇在全书占有重要地位,需要深入研究。

全篇178条74首方,然误治、变证(凡提到误汗、误下及烧针等均属之)有48条,足见全篇内容中误治和变证比例之大。尤在泾将太阳病篇内容分为几类:正治(包括合病)只占33条,权变23条,斡旋31条,救逆63条,类病33条,正治只占整个内容的六分之一。他最后概括说"夫振裘者,必挈其领,整网者,必提其纲",故太阳一经可理解为《伤寒论》全书提纲挈领之篇。

太阳以营卫为保障,主一身之表,以固护于外。故可将其生理功能概括为统摄营卫,主表,为六经之藩篱。

太阳根于少阴,本寒而标热,故太阳病的本质是寒。营卫失调是其总的病理特点,头痛、项强、发热、恶寒是其代表症状,风寒之邪是其致病总动因。太阳病除包括其所属脏器和经络的病理变化外,还包括气化故障,即太阳之上,寒气治之,中见少阴,因其标本不同,故病后或从本,或从标。

因其为六经之藩篱,藩篱一破,邪气遂入,既入之后,根据邪势之强弱,正气之盛衰,禀赋之差异,治疗之当否,可迅速痊愈。也可传入任何一经,故张景岳将其称为"六经之长。"

太阳病的治疗,辛温解表法为其总的治则,并可分为三大治法。

一为发汗。这是邪之既入,就近而驱之的正治法。这里"发汗"不仅包括了麻黄汤的峻汗、桂枝汤的和营卫,而且包括了它们的变方,如葛根汤、大青龙汤、小青龙汤等。那些体现发汗程度差别的麻桂剂,桂枝麻黄各半汤、桂枝二麻黄一汤等,自然属此范围。

二为利水。太阳为寒水之经,邪伤太阳,发汗为驱水气之邪外出,而利水则是逐其水气下出。这包括了逐上、中、下三焦水饮之近十个方剂,体现了利水法对太阳病的广泛治疗范围。

以上是太阳病治疗的两大法门。而除此之外,太阳病中还有另一大治疗法门,那就是"运转枢机"法。当发汗利水,邪尚不能解,或留本经,或侵他经,必借少阳之枢转,以达太阳之气而逐邪外出。利用少阳主枢的屏障作用,一方面见微知著,"但见一证"就使用柴胡,一方面抓住每一点病机趋向即因势利导,驱邪以出。如99条"伤寒四五日,身热恶风,颈项强,胁下满,手足温而渴者,小柴胡汤主之",这里已见三阳合病趋势而独治少阳,就是一种体现。它体现了小柴胡汤对"少阳主开"这一生理特点的顺应,发挥因势利导的作用。

这三种治法,体现了对邪气迎头痛击的正面治疗,对邪气随体质变异后的针对性治疗和防止病邪突破门扉(少阳枢机)的截断性治疗,从而构成了对太阳正病的完整治疗体系。

太阳病篇为全书之首,除太阳病本身的多变性外,不少条文是教人以原则,授人以具体,示人以对照而设。明白了这点,才能理解为什么《伤寒论》全书397条,太阳病篇竟占178条,113方中太阳病篇就占74方,也才能认识虽然出在太阳病篇而实非太阳本病的大量条文。如素有宿疾或亡血失精等特殊情况,复感伤寒的权变治疗条文;针对汗之不当的斡旋条文;误治后之救逆法和形似伤寒实当异治之类病治疗条文等。此外,江老特别重视第16条"太阳病三日,已发汗,若吐,若下,若温针,仍不解者,此为坏病……",认为这是关键条文。其关键处在于两点:一是提出了"知犯何逆,随证治之"的治疗原则;二是条文说的是误治,而临床却不能拘泥,要灵活对待,只要符合汤证原则即可使用。

在掌握上述总体原则的基础上,再深入具体,就会脉络清楚,有条不紊,而欲提纲挈领,把握全篇大概,只要抓住以下几点即会朗若列眉。太阳病本证,分经证和腑证。经证含伤寒和中风,包括发汗解表剂及调和营卫诸方,以及二者之变方。腑证包括蓄水之五苓散,蓄血之桃核承气汤、抵当汤、抵当丸等。经证腑证实即在表在里,有一些伤寒研究者否认经证腑证的辨析法,江老认为如果这样是落实不了脏腑的。不仅如此,对于以八纲等辨证法来变相取代六经辨证的各种做法,江老都认为是有违革新必须在继承基础之上这一原则的。

变证虽多,而可用阳盛阴盛加以统归。阳盛,包括汗不得法,热邪壅肺之麻杏石甘汤证,阳盛而误服桂枝汤之白虎加人参汤证,体壮者发汗过多之调胃承气汤证等。阴盛,包括心阳虚过汗之桂枝甘草汤证,心阴心阳两虚之炙甘草汤证;脾胃阳虚(当汗而误用吐下)水停之苓桂术甘汤证;肾阳虚下后复汗,阳虚烦躁之干姜附子汤证;寒伤厥阴而脾虚之小建中汤证;胃虚痰阻之旋覆代赭汤证;邪热内陷与水相搏之大小陷胸汤(丸)证;胃气伤而客气内陷之五泻心汤证等。

从上述内容可以看出,太阳病的变证涉及五脏,这从另一侧面提示太阳病有传变任何一经的可能。

类病包括湿留肌肉之桂枝附子汤证,悬饮之十枣汤证,痰阻胸膈之瓜蒂散证等。对于太阳病篇这些复杂的情况,清代秦之桢有一句高度概括,"用此经的药治不得此经的病",说明变证是太阳病篇的研究重点。

仲景在论述太阳病头绪纷繁的内容时,主要采取了两种方法。

1. 以主方为经,进行论述。这就是陈修园所总结的"以桂枝、麻黄二汤为主,一线到底"。

2. 以追踪主证演变为纬。以水气为例，从水在心下用小青龙汤，水入即吐用五苓散，胁下水气用生姜泻心汤，水气互结用大陷胸，痰结只在心下用小陷胸，寒饮结用三物散，水壅结于胁下用十枣汤，一直到水结膀胱、营卫不调用桂枝去桂加茯苓白术汤，将水停不同部位的典型症状表现与不同邪气相结等各种情况一一出方应对。从而构成了以主证为体系的经纬系统。这种经纬纵横交织的关系，构成了太阳病的有机整体和立体形态。

对于太阳病如此丰富的内容，江老强调最值得效法的有三句话，即经证腑证实即在表在里；从阴从阳即随人的体质寒化热化；发汗利水为治太阳病的两大法门。

另外，本篇还注意了对病邪由寒变热的观察和治疗，设置了一些过渡治法。这就是柯韵伯所说的麻杏石甘汤是"大青龙之变局，白虎汤之先着"。这种由寒变温的最早迹象，似可从桂枝二越婢一汤证算起。

不仅如此，太阳病篇第 6 条还以类病形式明确提出了温病、风温的病名，指出了误治可能导致的严重后果。通过该条内容，我们可以看到，这是温病学不少内容和原则的发端。如"多眠睡"，是热炽神昏之渐，有内陷心包之象；"时瘈疭"，是误火肝风内动之候；"小便不利，直视失溲"是误下内闭外脱之征。故完全有理由说，《伤寒论》是温病学之导源，而太阳病篇所出之第 6 条又是揭温病之总纲。

太阳病篇为《伤寒论》全书涉及面最宽、内容最为繁杂、传变最多之篇，以上所论内容，非对太阳病全面讲述，仅为怎样去深入阅读该篇做一方法层面的提示。

二七　小柴胡汤为何首见于太阳病篇

1985 年 7 月，江老亲自主持了"小柴胡汤为何首见于太阳病篇"的学术讨论会。他在强调小柴胡证主要指小柴胡汤后，明确指出其他如大柴胡、柴胡加芒硝汤等是类方，不属小柴胡证。接着，他以陈修园在《伤寒医诀串解》中的一段话，表明了自己的观点，"太阳主一身最外一层，邪从外来，须要驱之使出。服上二汤（引者注：指麻黄汤、桂枝汤），尚不能出，或留本经，或侵他经，必藉少阳之枢转，以达太阳之气而外出也。故小柴胡汤为太阳篇之要剂。今人不知，擅改为少阳主方，失之远矣。"江老说：我看这段话可以做这个问题的结论。

会后，我在反复学习和研究江老的这个观点后，写了一篇题为《柴胡汤证别议》的论文，发表于《四川中医》上。今转载于下。

小柴胡汤证是少阳病的主要证型之一，它何以出在太阳病篇中，这个问题，迄今未见满意的解释。该方证在《伤寒论》中共 17 条，少阳病篇仅占一条，太阳病篇竟占 11 条，这似乎不能简单地以"太阳病篇内容繁多，各经方证均有之"为理由来解释。古今不少著述，有径将其移入少阳病篇者，可谓"对号入座"，井然有序，然细究之，则有悖仲景著书原意和叔和编排初衷。虽然古代某些注家早已注意及此，但惜未予深究。如张令韶认为：柴胡汤"能达太阳之气，从枢以外出，非解少阳也。各家俱移入少阳篇，到底是后人见识浅处"。陈修园更认识到："邪从外来，须要驱之使出……必藉少阳之枢转，以达太阳之气而外出也。故小柴胡汤为太阳篇之要剂。今人不知，擅改为少阳主方，失之远矣。"《伤寒论》中以方名证唯柴胡、桂枝而已，其意义之重大，地位之显赫，自不待言。笔者认为，不弄清小柴胡汤证放在太阳病篇讨论的道理，就不算真正识得柴胡证，在运用小柴胡汤时，就难免带有不同程度的盲目性。兹不揣陋，聊陈一得之愚，供同道参考。

（一）太阳与少阳，唇亡则齿寒

太阳主一身之表，为卫外之藩篱，外邪入侵，首当其冲，这决定了它发病的先期性。藩篱既破，外邪既入，必各随正邪之势、体质之差、治疗之异而产生错综复杂的变化，这又决定了它发病后的多变性。这种错综复杂的变化，无论是内入阳明或直陷三阴，还是外出而解，均需通过少阳之枢机。《金匮》认为，如果邪中经络"未流传脏腑，即医治之"，"病则无由入其腠理"。少阳外主腠理，内主三焦，故病在太阳就要固护少阳枢机，或借枢机之转以驱邪于外。就形质而论，"腠理是三焦通会元真之处，为血气所注，理者是皮肤脏腑之纹理也"。说明腠理之部位同太阳所主之"表"组织邻近。就生理而言，腠理为"血气所注"，和太阳主统营卫的道理是一致的。有人说："桂枝汤是治邪气侵犯于营卫，小柴胡汤是治邪气出入于营卫。"

观《伤寒论》97条"血弱气尽，腠理开，邪气因入"云云，紧承95条论太阳受病，营弱卫强，已提示少阳在太阳受病时必受牵连。故治疗太阳病时，兼顾则可两全。这是柴胡汤证出在太阳病篇的第一个原因。

（二）续申柴胡汤之特殊功用

只要对柴胡汤在《伤寒论》中的应用情况稍加分析，就会看到它具有如下特点：①使用范围广（出现在太阳、少阳、阳明、厥阴和差后劳复等篇）；②使用的时间跨度长（从四五日、五六日、七八日、十日以去、十余日到十三日不解等）；③只要"但见一证便是"；④或然证最多（达七个）。这些特点提示本方的应用原则不必等到邪入少阳，只要病象有从枢欲达之意，或只要有可达之机，即可用以和而导之。疾病的病机就总体而论，无非阴阳不和。阴阳即营卫，营卫即血气，调其血气即调其阴阳，阴阳和则病却人康。故《伤寒论》58条云："凡病若发汗、若吐、若下、若亡血、亡津液，阴阳自和者，必自愈。"柴胡汤以寒热并用、补泻合剂、表里双解为组合原则，以疏利三焦、调达上下、宣通内外、和畅气机为功用。其治疗着眼点始终在一个"和"字上。《伤寒论》中有两个调和气血的代表方：桂枝汤调和营卫而偏于调营（血）；柴胡汤则调和血气而偏于和解气分。这种"和"的作用是通过疏转枢机来达到的。明白了这些道理再回头来看小柴胡汤在太阳病篇中所应用条文的病理属性，就会知道仲景在太阳病篇反复讨论小柴胡汤的目的，是教人识别导邪外出之机和掌握病象外达之势，利用一切可能，运用疏转枢机之法，截病于入里之前。小柴胡汤在太阳病篇出现11次，分别见于邪在半表半里4条，三阳合病、并病各1条，正邪相争2条，枢机不利1条，误治后本证仍在和邪传少阳各1条。显然，它的应用指征不是唯有邪入少阳，而是只要有病象外达迹象或可能者。这是小柴胡汤出自太阳病篇的第二个原因。

（三）小柴胡汤证出太阳病篇顺理成章

太阳病篇出方最多，是由于变证。变证是太阳病因于失治、误治，或因脏腑偏盛偏衰，出现新的已不具备太阳病特征的一些证候。将其列于太阳病篇，完全是为了说明疾病变化过程中由表及里、由此及彼的内在联系。由于失治、误治的多样性，患者个体的差异性等因素，决定了变证的复杂性。为了适应这种复杂性，并力求选用最具针对性的方剂（病涉于何经,即参用或径用何经的方),这就导致了几乎各经的方剂均有在太阳病篇出现的情况。这种情况是"观其脉证,知犯何逆,随证治之"的一种体现。如真武汤本为少阴病方,因太阳病汗不如法而导致阳虚水泛,本质已是少阴阳虚,故虽在太阳病篇,却用了本方。他如阳明之调胃承气汤、少阴之四逆汤等方出太阳病篇,都是这个道理。而小柴胡汤出在太阳病篇的理由,显然与以上诸方出现在太阳病篇的理由是大相径庭的。这除了前面已经述及的理由外,还可通过深入研究经文,从另一个侧面得到证明:在太阳病篇中柴胡汤针对误治、失治而用的情况并不多,即或有之,也是柴胡汤证仍在者,非其他论变证之方证条文可比。可见,仲景将属少阳病主要证型的柴胡汤证放在太阳病篇讨论,确是为了强调太阳和少阳在病理上的紧密联系,以及小柴胡汤在解决这种特殊病理过程中所能起到的特殊作用。因此,柴胡汤证出在太阳病篇是顺理成章的,而将其移入少阳病篇则是欠妥的。

二八　少阳病位和少阳病"但见一证"的两个问题

少阳病在《伤寒论》六经中仅占10个条文,是仅次于太阴病(8个条文)的条文数目量少的篇章,而这并不意味着它的内容单薄。古往今来,对少阳病篇存在着诸多学术争议,其中对少阳病位和少阳病"但见一证"究指何证,争议尤为激烈。可以说迄今仍无定论。

江老认为往来寒热、胸胁苦满、默默不欲饮食、心烦喜呕四证中,任何一证均可用小柴胡汤,因而任何一证均可充当"但见一证"所指之"证"。其中尤具确证意义的是胸胁苦满和往来寒热。因为少阳外主腠理,内主三焦。往来寒热属腠理偏表,而胸胁苦满则偏里。

我在学习和继承江老学术观点的同时,细究了各家之论,认为大家多是在理论层面进行推导和辨析,尚未见用大宗病例加以证实者,因而似有临床依据不足之嫌。有鉴于此,自1989年8月至1991年5月我从近2万例门诊病人中系统观察了600例患者,获得了初步结果,现报告于后。

(一)对象与方法

1. 对门诊病人中凡有口苦、咽干、头昏眩、往来寒热、胸胁胀满、嘿嘿不欲饮食、心烦喜呕"七大主证"中两项以上者,随机登记。

2. 登记表格分序号、姓名、性别、年龄、住址、主症、脉象、舌象、西医确诊病名、小柴胡汤合用方名、病程、转归、就诊日期等 31 个项目。注重主症、脉象、舌象情况。

3. 所有登记者必用小柴胡汤全方作主方。

4. 同一病人复诊时不占序号,仅在转归栏记下服药的病情变化。

5. 统计时,分一般情况、"七大主证"、脉象、舌象、病名、兼见症、加用方等 7 类。凡病程记录不全,转归难于全部收集者不做统计。

(二)研究结果

1. 一般情况:男 136 例,女 464 例;年龄 10 岁及以下 10 例,11~20 岁 27 例,21~40 岁 217 例,41~60 岁 245 例,60 岁以上 101 例。

2. 七大主证:往来寒热 308 人,占 51.33%;口苦 315 人,占 52.5%;咽干 122 人,占 20.33%;头昏眩 422 人,占 70.03%;胸胁胀满 143 人,占 23.83%;不欲食 143 人,占 23.83%;心烦喜呕 436 人,占 72.7%。其中三四证同见者多,也有不少七证同见者。

3. 脉象:弦脉 105 人,弦细 100 人,弦迟 36 人,弦数 45 人,弦大 3 人,弦实 1 人,弦滑 5 人,弦细而迟 20 人;细脉 43 人,细数 40 人,细迟 106 人;缓脉 22 人,迟脉 32 人,数脉 20 人,滑数 4 人,洪数 1 人,虚脉 3 人,结脉 3 人,平脉 10 人,微、促、浮脉各 1 人,共有 22 种脉象。其中弦及弦兼他脉者 315 人,占 52.5%,细及细兼他脉者 309 人,占 51.5%(复合脉分归二脉计)。

4. 舌象:黄苔 155 人,薄黄苔 196 人,黄厚苔 38 人,淡黄苔 3 人,黄黑相兼 1 人;白苔 51 人,薄白苔 41 人,白厚苔 5 人,白腻苔 1 人,白兼黄苔 1 人。舌质红 20 人,斑剥有津 2 人,质暗 4 人,舌胖有齿印 2 人,正常舌象 114 人。共见病理舌象 14 种,其中黄苔类 394 例,占 65.67%,白苔类 63 例,占 10.5%。

5. 西医确诊病名计有胆囊炎、疟疾、流行性腮腺炎、梅尼埃病、急性上颌窦炎、外耳道炎、肺结核、胆石症、急性中耳炎、急性喉炎、肾盂炎、高血压、更年期综合征、妊娠反应、青光眼、急性黄疸性肝炎、膀胱炎、前列腺炎、脑血管硬化、慢性浅表性胃炎、颈椎骨质增生、额窦炎等共22种。上述病人均曾由西医诊治，故病程一般较长。

6. 兼见症共95种，其中咳嗽109人，身痛95人，头痛85人，自汗61人，恶寒54人。其余兼见症发生率较低，从略。

7. 加用方共75首（加单味药不计），其中与二陈汤、泽泻汤合用均达80次，与桂枝汤及其加减汤合用52次，与其他方合用均不足30次。

（三）讨论

小柴胡汤的"但见一证"，学术界主要有六种见解：①指或然诸症；②指少阳病提纲证；③指往来寒热；④指小柴胡汤四主证之一；⑤指弦脉加一证；⑥日本学者汤本求真认为，确证之中尤确者，胸胁苦满。

本研究表明，提纲证与往来寒热、心烦喜呕等证的发生率相近，而胸胁胀满与不欲饮食亦各占一定比例，说明均可充当"一证"。至于弦脉加一证之说亦不确。因为600例中弦脉及弦兼他脉者，与细脉及细兼他脉者几乎相等，故弦脉无特殊诊断意义。这一结果再联系仲景原文是很有意义的。在《伤寒论》96条提出小柴胡汤主证、97条论病机后，再出3条论该方在非典型情况下的鉴别应用，然后101条以"但见一证便是，不必悉具"作结语，含有"总之，上面这些情况，无论哪种都可使用"之意。值得注意的是，这里仲景并未提到少阳病提纲证，而提纲证古今都承认是小柴胡汤的重要使用指征。这说明仲景所说的"但见一证"还不限于96~101条内容，意在突出本方有广泛的使用机会，而非确指。

本组600例中，弦、细二脉出现频率等齐，不仅说明了小柴胡汤证肝风气郁病机，而且证明了小柴胡汤证"血弱气尽"的病机。其舌苔以黄苔为代表，但值得注意的是有六分之一以上的正常舌象，又有部分已发生舌质改变，这说明柴胡汤证既可出现在疾病初起阶段，又可在病邪内犯时见到，符合"少阳外主腠理，内主三焦，所赅者广"的认识。

600例中同小柴胡汤配合使用之方虽达75首，而除少数方合用例数较多外，其余方合用频率均较低。这在排除了笔者遣方经验和习惯外，从一个侧面证明了少阳病的广泛性。

本研究证明：少阳病提纲证是小柴胡汤的重要主症，即小柴胡汤证是少阳病的代表证型。而少阳病位却至今尚聚讼不休，约之共有四说：①以阴阳消长论,少阳居三阳末,三阴前;②以表里论,太阳为表,阳明为里,少阳为半表半里;③少阳与太阳、阳明是平行关系,而与三阴经则是先后关系;④少阳作为外感热病中的一种类型,不存在排位问题。本研究证明第四种认识较切实际,但少阳病不单是外感热病,而是疾病的一种类型。因为病程在 1 年以上者达 8 人,病种涉及西医内科多系统和妇、儿、五官、传染等各科 20 多种,若只限于外感热病,不论从病种还是从病程上都难于解释。

(四)小结

从以上 600 例病案临床研究结果看,小柴胡汤的"但见一证"非确指;少阳病位不能作机械排列;小柴胡汤证的主脉为弦、细二脉;主舌象为黄苔;以小柴胡汤证为代表的少阳病,是病程长短不一,"所赅者广"的一种疾病类型。

二九 阳明病篇解读

本篇共出 84 个条文,19 个方剂(其中复出方 10 个),包括手阳明大肠经、足阳明胃经(所谓两阳合明),分别与手太阴肺经、足太阴脾经相表里。

(一)阳明的生理

①主受纳、腐熟水谷,为水谷之海;②其气下行;③为多气多血之经;④为阳盛,主燥;⑤与太阴有相互促进制约的关系。

(二)阳明的病理病性

多热多燥,以胃肠燥热为总特点,以"胃家实"为提纲。并可将其归纳为:阳明主里,外候肌肉,内候胃中,正气充实,邪热炽盛。

(三)阳明的病因

①不正确的发汗,利小便或攻下;②阳气素盛,或有宿食,外邪传入,归于胃腑;③发汗不彻,热邪入里(185 条)。

(四)阳明病的主证

①身热(以蒸蒸发热为特点);②自汗出(以手足濈然汗出为特点);③不恶寒反恶热;④潮热;⑤大便硬结;⑥谵语。

其病理关系是，热邪内蒸是多汗之因，多汗是胃燥之因，胃燥是便硬之因，便硬是谵语之根。

阳明病的主脉是大脉。

(五)阳明病有三种特殊情况

阳明病虽然邪实热盛，而其正气不虚，这种正盛邪实的病理，决定了症状虽重而预后一般不恶，从热从燥而少虚寒。但有以下三种例外情况。

1. 阳明有死证。表现为：①直视，谵语，喘满；②多汗亡阳，谵语脉短；③吐下后不解，五六日至十余日不大便，日晡潮热，神志昏迷，循衣摸床，脉涩；④不尿，腹满加哕(似关格)。造成这些死证的总因是，阴亡于内或阴竭阳亡，致阴阳离决。故保津存阴不仅是治疗阳明病的大法，也是抢救生命的关键。从这里还可悟出，仲景对这类证候的认识是后世温病学治疗思想的一个发端。

2. 阳明多从燥化，但因本质从化关系而有例外者。如190、191、194条，均讨论了素体中寒、邪不从燥化的特殊病况和治法。

3. 阳明也有虚证者。如196条"阳明病，法多汗，反无汗，其身如虫行皮中状者，此以久虚故也"，提示了这种特殊情况，当施以特殊治疗。

(六)阳明病的一个特殊诊断方法——问小便

若每日四五行，今日仅二行，说明津液还入胃中，大便不久必易解。阳明病应时时注意的情况——大便能否排出，这是一个重要的观察手段。

(七)阳明病的治法、治禁和权变

1. 阳明病的治法——以下清为主法。

2. 阳明病的治禁：①呕多(邪在膈，病机向上向外，不可逆其势而用下)；②心下硬满(邪未下于胃，未成腑实不可下)；③面合色赤(邪气怫郁在表不可下)；④发汗利小便(伤津耗液)。

3. 阳明病的权变治法：疾病的复杂性决定了治法的多变性。同其他病一样，阳明病有其明确的正治法则和治疗禁忌。但也有不按常法，乃至违其所禁而治疗的情况。如阳明禁汗而用麻黄汤、桂枝汤，以解其未解之表；禁利小便而用五苓散、猪苓汤以泻下焦之热。但这种汗总为除热以存津液，这种利水总为清火以存津液。这种乍看矛盾实则紧扣正治法的治疗方法，反映了仲景用方坚持原则性而又注意灵活性，使灵活性统一于原则性之中的妙义,也反映了《伤寒论》全书有"八法",而每经亦有"八法"。

(八)阳明病的分型论治

1. 阳明经证以"四大"(大热、大渴、大汗、脉洪大)一黄(舌苔黄)为临床表现,以燥热亢盛而胃中无燥屎阻塞为特点。柯韵伯将除胃实证以外的各证,如虚热、咽干、口干、口苦、烦躁不卧、消渴而小便不利等,均归于阳明表证,可谓执简驭繁。并将吐胸中之邪的栀子豉汤,疗热盛伤津的白虎加人参汤,疗津伤而水热互结之猪苓汤称阳明起手三法。三方代表了热势和津伤由轻到重的变化过程,也可看作病情从轻到重、病型从经证转向腑证的转化过程。泻其热势即可制止津伤,制止津伤则可避免胃燥,胃不燥则屎不硬不结,屎不硬则谵语不重。如是阳明续起之诸症或可免于发生,或可止于萌动。

2. 阳明腑证,以腹满、便硬、潮热、手足濈然汗出、谵语等为临床表现,以燥热之邪与肠中糟粕相结,伤津耗液为特点。治当攻下,具体用三承气汤治之。

(1)大承气汤的应用指征:脉沉实有力或脉迟细(里气不行,脉为之濡滞),短气,腹满而喘,潮热,手足濈然汗出,大便硬,谵语等。

(2)调胃承气汤用于不吐不下,心烦;太阳病三日发汗不解,蒸蒸发热,吐后腹胀满之燥实证。

(3)小承气汤用于腹大满不通,谵语,脉滑而疾,汗吐下后微烦,小便数,大便硬等腑实未甚者,或用于试探燥屎成否。

阳明病有太阳阳明、少阳阳明和正阳阳明之分,但胃家实为其总的病理特点。因而,当出现他经症状表现时,当细加辨析。如太阳阳明虽有恶寒,而绝无太阳病特有的头项强痛。虽有"时时恶风""背微恶寒",而病机已不是桂枝汤所主的营卫不和,而是热盛肌疏。同样,在治疗腑证时,也针对不同来路用方。如太阳阳明之麻仁丸,少阳阳明之蜜煎导,正阳阳明之三承气汤。

3. 阳明发黄。阳明与太阴相表里,若邪不是从燥化,而是热与湿合,则蒸郁为黄。篇中从其先兆"阳明病,无汗,小便不利,心中懊恼",到病机(热邪不得外散而蒸郁于内),以及导致发病的条件(小便不利,湿无下行之路)等均做了详细讨论。

成因：①无汗，小便不利；②被火，额上微汗出，小便不利；③但头汗出，身无汗，齐颈而还，小便不利，渴饮水浆；④发汗已，身目为黄（寒湿在里）。

治法：①下热法，用于身黄如橘子色，小便不利，腹微满者，治以茵陈蒿汤；②清热法，用于身热发黄者，治以栀子柏皮汤；③散热法，用于瘀热在里，寒湿在表，治以麻黄连翘赤小豆汤。

黄必与湿相关。而值得注意的是，仲景治阳明黄却不用淡渗利湿之品，不利湿而另辟清下散等法，说明为医者当以四字为本——规矩活法。

4. 阳明兼证，除兼各经证外，主要有以下几点。

（1）阳明蓄血，特点为喜忘，便硬而反易，色必黑。形成之因是久有瘀血，加之热邪相搏。太阳篇也有蓄血，而其特点是少腹急结，小便自利，其人发狂。形成之因是，外邪深入下焦，与血相搏。二者成因和表现各异，但本质均为蓄血，故同用抵当汤下之。

蓄血与发黄，源一而流分。阳明主气，而蓄血证则责之于血，阳明主燥而发黄证则合湿。篇中用了很多条文对此进行辨析。江老对 261 条"伤寒身黄发热，栀子柏皮汤主之"的理解最有创见，江老认为此条证宜用小柴胡汤，消化道症状明显者，平胃散合二陈汤加藿香、茵陈，上感症状为主，不论其有无往来寒热，皆以小柴胡汤加减，疗效均优于栀子柏皮汤。

（2）胃气虚寒，浊阴上逆，治以吴茱萸汤。

（3）经脉病。江老说，前面已讲了经证腑证，为什么要再提经脉病呢？因为前面是言表里轻重层次和脏腑气化，这里是据《素问·热论》经脉一端而言。身热，鼻干，目痛不能卧，修园力斥用升麻葛根汤，但江老认为此方用于阳明经脉头痛很有效。因阳明经起于迎香穴，旁纳太阳而过睛明。江老曾治一三叉神经痛者，诸药不效，病至口不能张，舌不能伸，便结舌干，以升麻葛根汤合玉女煎，一走经脉，一走胃阴而愈。227 条"脉浮发热，口干鼻燥，能食者则衄"即说的经脉病。江老同意李克绍把 202 条"阳明病，口燥，但欲漱水不欲咽者，此必衄"和热入血室联系看，一是在经络，二是由气入血分，都属此类。

（九）阳明病研究中需弄清的一个问题

"阳明居中，主土也，万物所归，无所复传"的条文，与临床实际不甚符合，但与其他理论亦无冲突，当怎样理解？

江老答：此语出自 184 条。"问曰：恶寒何故自罢？答曰：阳明居中，主土也，万物所归，无所复传。始虽恶寒，二日自止，此为阳明病也。"刘渡舟对 184 条的解释是较清楚和准确的。刘老认为本条自释恶寒的道理，谓阳明不传。并以之揭示阳明有经腑之不同。燥屎留而不去，此即无所复传，也就是胃家之实别无去路，但又不是凡阳明病都不传变，如阳明经证邪在浅表，且呈弥漫，也可传。就是腑证，亦可累及少阴而竭其液，也要急下存阴。故无所复传是燥屎始终存在，非下不去，不能将"无所复传"做机械理解。

三〇 "三急下"说明大承气汤应用莫囿 痞满燥实坚症俱

"三急下"指阳明病篇第 252、253、254 三个用大承气汤的条文。此三条与其他用大承气汤条文的不同之处在于连用三个"急下之"，因而对大承气汤的应用指征有着重要的标示作用。

承气之名，体现了"亢则害，承乃制"的治疗思想，故以大承气汤为代表的三承气汤均以"亢厉平而气承顺"为总体治疗目的。

关于大承气汤的应用指征，我们根据条文可归纳为：脉沉实有力或脉迟（里气不行，脉为之濡滞），短气，腹满而喘，潮热，手足濈然汗出，大便硬，谵语等。而自陶节庵在《伤寒六书》中提出，痞满燥实坚五者俱全方可用大承气汤后，该方的使用范围受到了严重限制，实际对其所针对的病机也做了另类解读。

江老认为，陶氏之言是否正确，当从《伤寒论》中寻找答案。主要从两个方面找，而"三急下"证当为最有说服力者。"三急下"证 252 条云"伤寒六七日，目中不了了，睛不和，无表里证，大便难，身微热者，此为实也，急下之，宜大承气汤"，253 条云"阳明病，发热汗多者，急下之，宜大承气汤"，254 条云"发汗不解，腹满痛者，急下之，宜大承气汤"。三条中除 252 条症状较重外，后两条症状都不重，这首先提示大承气汤在使用时其症状不一定急重。而痞、满、燥、实、坚同时出现者，其症状一定是很重的，这就从总体上否认了这一解读。再深入研究，"三急下"证分别针对的是悍热之气上走空窍，内出迫津，下循脐腹，说明"三急下"条文的病机均是悍热之气内盛，从而可以认为荡涤邪热悍气是大承气汤的主要功能。联系临床看，一些肺经急性热证（如大叶性肺炎）或流行性出血热肾阴伤而偏于气机阻滞，瘀血蕴结之少尿、便秘的患者，用此方均能取效，亦可证明。当然，有医家认为"三急下"之病机是釜底之火，煎灼釜液，既伤胃津，又灼肾阴，故用大承气汤以釜底抽薪，它从另一个侧面说明了同一个道理。为了进一步说明这个问题，我们还可从大承气汤的组方原则及三个承气汤的应用区别来看，大承气汤在应用时是否必须见到痞满燥实坚。

一般认为，大黄、芒硝同用就说明症状很严重了。其实将大承气、小承气和调胃承气三方详细比较后，就会发现大黄并不起决定性作用。因为三方中大黄都是三两，单以它怎么分主次？芒硝在调胃承气汤中用半斤，而大承气汤才三合，说明芒硝也不是用于"急下"的关键。厚朴在小承气汤中用二两，而在大承气汤中用半斤，枳实在小承气中用三枚，而在大承气中用五枚，可见造成三方作用显著差异的关键在枳实、厚朴。调胃承气的组合原则是，热淫于内，治以咸寒，佐以苦甘，目的在于清热，而不在于下燥屎，故称"和胃气"，用于不吐不下，心烦，太阳病三日发汗不解，蒸蒸发热，吐后腹胀满之燥实证。小承气无芒硝，但有枳朴，用于腹大满不通，谵语，脉滑而疾，汗吐下后微烦，小便数大便硬等腑实未甚者，或用于试探燥屎成否。

小承气和调胃承气的功用，书中均言"和"。"和"，《辞源》引《中庸》解释"发而皆中节谓之和"，故可以理解为"和顺"，"承气"即"承顺"的意思。和顺与承顺又同时都是降下的意思。因此，它们的作用是比较缓和的。而大承气汤不言"和"，是因为它属峻下剂，其作用途径为釜底抽薪，其功能为荡涤邪热悍气。纵然如此，它的临床应用指征也不是痞、满、燥、实、坚，而是喘、热、汗、气短、腹满、便硬、谵语。在临床的两个应用关键点也不是痞、满、燥、实、坚，而是：①表证尽否，判断的标准是从寒热到潮热；②大便硬否，判断的标准是从全身汗出到手足濈然汗出。

总之，"三急下"证都不在痞、满、燥、实、坚全具的范围，而"三急下"

又是大承气汤最具标志意义的条文。据此可以认为，以痞、满、燥、实、坚为指征的遣方标准是欠妥当的。

三一 "若不尿，腹满加哕者，不治"属尿毒症

《伤寒论》232条中有云："若不尿，腹满加哕者，不治。"江老认为此证即西医之尿毒症。他在研究阳明病的篇章中，所列其他证型（兼证、夹杂证、变证）的栏目里，专列了从枢从开证一节加以讨论。

太阳开，阳明阖，少阳枢，若阳明阖而不开，病即恶化，因而必使其开。怎样开？228条"阳明病，下之，其外有热，手足温，不结胸，心中懊恼，饥不能食，但头汗出者"用栀子豉汤以治是开。同样，229、230两条用小柴胡汤也是开，因这两条的关键都是胸胁满。231条讨论三阳合病的多种复杂病情，因为小柴胡汤可使"上焦得通，津液得下，胃气因和，身濈然汗出而解"，所以，应用本方能使混乱的阳明开阖功能通过少阳之枢以达恢复。

第232条（为宋本编码，在《注解伤寒论》中已合入了第231条）云："脉但浮，无余证者，与麻黄汤。若不尿，腹满加哕者，不治。麻黄汤。"这里，第一个"与麻黄汤"为承接第231条见证的遣方，也属开。而第二个"麻黄汤"则显然是无方可用的一种"权且暂给"的无奈之举。什么病会使仲景都感到无方可用呢？那就是尿毒症。此病为慢性肾衰竭的终末阶段，其水、电解质、酸碱代谢紊乱，产生心血管、呼吸系统、胃肠道、血液循环、神经肌肉系统等广泛病变。而哕、腹满、不尿，是其诸多见症中极常见的主要临床表现。

成无己说："伤寒至于哕，则病已极也。"病发展至危候，是因热气壅郁，胃气已竭，气不得通，邪无出路。成无己称之为"真病"。并慨叹曰："其若是者，虽有神医之术，当斯脱绝之候，又何以措其手足哉。"（《伤寒明理论·哕》）面对这种恶候死证，江老并不轻言放弃，仍然主张用小柴胡汤以开阳明，并强调指出小柴胡汤不仅是少阳之方，亦为阳明之要方。

三二　阳明得治厥阴自安解读

脏腑的紧密联系性决定了疾病的复杂性。阳明中见太阴,代表了消化系统。而厥阴病以消化系统症状为主要表现之一。不仅伤寒如此,杂病之"肝"与消化系统关系同样紧密,因而,《金匮要略》开篇即论"见肝之病,知肝传脾,当先实脾……"《伤寒论》厥阴病篇举凡寒格吐利,唾脓血泄利,寒逆干呕头痛,热利下重,气郁四逆,厥热下利等诸多证候,无一不涉及消化道。而这仅是阳明与厥阴病理关系联系紧密的一个方面。

阳明与厥阴病理关系紧密还表现在两者均有明显的神志症状。阳明病多谵语,且有郑声,不识人,循衣摸床,目中不了了,睛不和等诸多神志症状。而厥阴病亦有躁不得卧,躁无暂安时,病者静而复时烦,烦躁,下利谵语等诸多神志症状。

阳明与厥阴如此紧密的病理联系,反映了阳明为三阴之表,亦为三阴之屏障和三阴之出路的重要生理地位。

正因为此,江老认为,厥阴病与阳明病关系十分密切,表现在二者均有明显的神志症状和厥阴病多消化道症状上。只是阳明属阳经,阳明病时正气尚旺,治之得法,可以制止邪气内传厥阴,因而是矛盾的主要方面。故阳明得治,厥阴自安。这就是厥阴、阳明同病有用大承气汤的道理。

三三　少阴病篇读法

(一)概说与病位

本篇共45个条文。前20条可视为本篇总论,后25条为各论,共出19个方。少阴病为六经中较深重者,系心、肾二脏为病。少阴有水火之脏、阴阳之根的称谓,故凡病则阴阳皆虚,心力不振,全身功能衰减,表现为昏沉欲睡,萎靡不振。阳虚则脉微,阴虚则脉细,阴阳俱虚,故脉微细。

少阴的病理证候,总不离虚、寒、水、火四字。命门为生气之根,是坎水中之阳。邪犯少阴,坎水中之阳受损,不能化气上行外达,失去卫皮毛、温肢体、出声音、充脏腑之功能,因而,全身总体呈虚衰状态。

少阴病也有发热,如292条的"反发热"言预后,293条"一身手足尽热"属热化证,以及317条"里寒外热"的真寒假热等。少阴病为什么会发热呢?首先因为少阴与太阳相表里。不同的是,太阳发热有头痛、恶寒,甚至有正欲胜邪之寒战,而少阴却是一派虚衰之象。另外,心肾阴虚,虚热内生,阴盛格阳等均可出现发热。而少阴病多是全身性疾病,神经、循环系统均呈衰竭状态,这种本质的虚寒属性,决定了其发热多为虚热,其热势不会很高,且发热在少阴病中也仅属变证而已。

(二)**病性**

"少阴之上,热气治之""少阴从本从标",故既有寒化,也有热化。这种寒化、热化在病变过程中还可能发生转化。江老早年治一霍乱,先以四逆汤,不料服后泻虽得止,却出现高热、口渴等热化征象,随即改投白虎加人参汤收效。临床上少阴之治,不管寒化热化,都得着眼于一个"虚"字。因为其他经提纲都是指邪盛气实,而少阴提纲是正气夺则虚。

(三)**证型**

1. **寒化证** 少阴之邪从水化而为寒,脉沉细而微,但欲寐,恶寒,口中和等属之。治用回阳法。本法包括交阴阳法(麻黄附子细辛汤),微发汗法(麻黄附子甘草汤),他如全书的四逆汤条文(四逆加人参汤、通脉四逆汤、白通加人尿猪胆汁汤、白通汤、茯苓四逆汤、附子汤、真武汤、吴茱萸汤、桃花汤)及少阴之可灸证均属之。

2. **热化证** 邪从火化而为热,脉沉细而数,但欲寐,内烦外燥,口中热,下利清水,小便赤,治当用救阴法。本法包括补正(如黄连阿胶鸡子黄汤等),攻邪(如承气汤等)。

3. **经脉病** 江老主张将咽痛列入此范畴。因为手足少阴经络均循行咽喉,但多属病之标。论中虚火上浮、热客、寒客、痰热阻闭等几种咽痛,均属水火不济,上热下寒,故或润或温,或投清解之甘剂,而始终不用苦寒药。病人脉"阴阳俱紧……法当咽痛而复吐利"(283条),说明亡阳也有咽痛,而不论哪种情况导致的咽痛,总属邪气干犯少阴经脉所致。值得注意的是,西医认为某些肾脏疾病,很多是由扁桃体(咽部)炎症转移而致的。它是否从另一个侧面反映了这种经络病理,值得研究。

4. 兼证

（1）兼太阳：如麻黄附子细辛汤证、麻黄附子甘草汤证。太阳、少阴相表里，太阳阳虚不能主外，便露出少阴底板，故太阳篇 92 条有"脉反沉"而用四逆汤救里。少阴阴虚（"阴"当指肾）遇邪外伤太阳之气，假借太阳面目出现，故少阴病外表反热宜用表里两解法。这其实是太阳、少阴两感之治，它体现了对"实则太阳，虚则少阴"病理联系的针对。

（2）兼阳明：少阴有连续三个用大承气汤的条文，伤寒研究家称之为少阴"三急下"证。其中 320 条是君火炽盛，水阴枯极，321 条是火盛水竭，322 条是土燥火炎。总之，以上均是阳明土胜，肾水干涸，故均以大承气汤急下存阴，以救肾水。凡是热邪不燥胃津，必耗肾液。临床若齿干有垢属胃，无垢则属肾。联系《温病条辨·上焦篇》，脉沉实者，仍可下，足见阳明、少阴两经关系甚为密切。

少阴之治以阳回者生，阳绝者死。阳气之有无是生死之关键（寒化证取决于阳气之存亡，热化证取决于阴液之存亡）。

少阴病不仅危证甚多，且多寒温征象兼呈，大实有羸状等诸多复杂见证，若不掌握好读法，会坠入迷雾。上列各条，可提纲挈领，握其要端。循序以进，自可准确领会条文精神，并在临床正确运用。

三四　少阴之"枢"与少阳之"枢"意义
完全不同

《素问·阴阳离合论》："是故三阳之离合也，太阳为开，阳明为阖，少阳为枢……三阴之离合也，太阴为开，厥阴为阖，少阴为枢。"后世医家将"枢"称为"枢机"。枢为户枢，机为门阖，枢主开，机主闭，将枢机并合，又赋予了"枢"具"关键性"的新含义。人身升降出入，无器不有。开阖枢是对阴阳六气升降出入运动的整体描述。阴阳气向上向外升布即开，向下向内流布叫阖，而调节这种开阖动转功能状态者叫枢。这又是从生理角度对开阖枢理论的解读。

考《伤寒论》原文并无开阖枢的文字表述。而千百年来，几乎所有医家在对《素问》"开阖枢"理论进行上述解读后,都将其直接用于病理解释,从而具体化为少阳为阳枢,少阴为阴枢。

而阳枢和阴枢除具有"关键"和"调节"作用外,又各具有其特定的生理病理内涵,因而,其病理含义是完全不同的。

少阳为一阳之生气,胆与三焦同属少阳。邪犯少阳,不仅胆火上炎,经气不舒,且三焦气化失司,膜中通路受阻。邪居内外之界,少阳状如枢机,邪气出则为表,入则为里,而疏利枢机即可使经气通调,邪气自散。故少阳之枢是主邪气之出入。而少阴为阴阳之根,水火之脏。手少阴心经和足少阴肾经一主火、一主水。心火下交于肾,肾水才能化生水津之气,从而上达于心,使心火不致过亢。反之则火气上炎,水气下潜致阴阳离决。故少阴之枢主上下相交,水火相济。有医家将少阴咽痛列入少阴火证,就是基于水火相济这一认识。

三五　四逆散前冠"少阴病",意在鉴别,不为昭示虚寒

四逆散出自《伤寒论》318条,原文为"少阴病,四逆,其人或咳,或悸,或小便不利,或腹中痛,或泄利下重者,四逆散主之"。该条存在着争议。争议的焦点有二:一是四逆,二是少阴为枢。

关于四逆的争议是,舒驰远、钱天来等医家认为,条首即冠"少阴病",说明具脉微细、但欲寐等征象。因此,其四逆必属虚寒。而张隐庵及《医宗金鉴》都认为是阳郁不达。我们研究原文会发现,四逆散证之前有白通汤、白通加猪胆汁汤、真武汤、通脉四逆汤等4个阳虚阴盛条文。既为阳虚阴盛,这4条不管是否明言厥阴,都应有厥逆见证。仲景唯恐大家不加鉴别,一见厥逆即以惯性思维遣用针对阳虚阴盛之四逆汤,特出这一鉴别条文。

既为鉴别条文,仲景为何要冠"少阴病"三字于前呢?这是因为四逆散证虽非少阴虚寒证,但却有少阴虚寒证的重要症状——厥逆。为什么要用与四逆汤仅一字之差的四逆散来命名呢?因为其所治之热厥极像少阴之

寒厥。它里热急时,阻止血流,使人四肢厥逆而表现出阴证现象。仔细研究,它的热不甚,厥热不常,无明显寒热见证,因此与阴证之内外厥逆是完全不同的。仲景不列此条于少阳而列于少阴,是因少阴才有厥证。

仲景的这种鉴别条文的插写法很多。如324条"少阴病,饮食入口则吐,心中温温欲吐,复不能吐。始得之,手足寒,脉弦迟者,此胸中实,不可下也,当吐之。若膈上有寒饮,干呕者,不可吐也,当温之,宜四逆汤",本条是辨胸中实,膈上有寒饮。前段手足寒,状似少阴病,而实是胸阳为痰浊所阻,不能达于四末,"始得之"即手足寒就证明了此点。后段"若膈上有寒饮……宜四逆汤"是虚寒之气上逆。故本条是为手足寒而虚实异治所设,并非少阴病本证之论治,当然更不是说少阴病有吐法。

争议的第二点是与少阴为枢的关系。陈修园认为,少阳为阳枢,小柴胡是转阳枢专方;少阴为阴枢,四逆散是转阴枢专方。刘渡舟则认为四逆散兼少阳证,因为少阳枢机不利,阳气不得宣达于四末。

江老认为,无论作阳枢与阴枢等同用方解还是兼少阳说,都失之牵强。少阴之枢主上下相交,水火相济,而四逆散无此功能,因此,该方与少阴阴枢无关。与其说四逆散证兼少阳,不如说兼厥阴。柯韵伯明确主张将条文之末句"或泄利下重"提至条文首句"少阴病,四逆"后,作为主证内容,不作或然证。而"泄利下重"是属厥阴的。

基于上述两点,可以认为,本条既是鉴别寒厥、热厥的,更是区别少阴厥、厥阴厥的。

三六　厥阴病篇读法

厥阴病篇被称为千古疑案,是因为不少医家认为其总纲不明确,厥阴病与厥证相错杂,厥阴病阴阳胜复、寒热转化复杂,以及典型的厥阴病临床少见。因此,厥阴病篇被认为是研究伤寒的最大难题。

全篇共56个条文,出方15个,而所出新方仅5个(乌梅丸、当归四逆汤、麻黄升麻汤、干姜黄芩黄连人参汤、白头翁汤)。就此5方看,似难反映阴尽阳生、寒热胜复的本质。古代医家多随文注解,较少发挥,以致难读难解。故承淡安老师认为六经唯厥阴最难解,亦最难治疗,厥阴之辨证不易,用药更不易。有人则进一步认为,厥阴病是一种古或有之,而今则无的病证。既然如此,仲景为什么要列厥阴病篇呢?以陆渊雷之说尤为直接,那是因为拘牵于六经之名数,不得不凑合,是一种削足适履的做法。在他们看来,厥阴之厥热胜复,极少见于临床,其舌卷囊缩属阳明大承气汤证,与厥阴无涉,厥阴是阴证到了极点之证,而全身虚寒为少阴,胃肠虚寒为太阴,更无他种虚寒为厥阴。再从条文看,篇中明确称厥阴病者仅4条,但除首条外,其余3条都文辞简略而其义不清,以下条文均不称厥阴病。因而,构成厥阴病的基本要素都不存在,故厥阴病当不存在。

江老同很多医家一样,认为厥阴病篇是《伤寒论》不可分割的内容,于理论、于临床都同其他5篇一样,有同等的学术价值。而它所需要的是一种正确的读法,如万友生的"欲识厥阴病,寒温合看明",江老提倡"欲识厥阴病,深究气化明"。不仅如此,对于条文的理解,江老也不赞成否认厥阴病存在的医家们的意见。如他们认为当属阳明的囊缩,江老则认为"囊缩"是本《素问·热论》"厥阴脉循阴器而络于肝,故烦满而囊缩"而来,其当归于厥阴,并非没有根据,只是《伤寒论》无此条文罢了。并认为陆渊雷将热论之"烦满而囊缩"解为阳明胃家实,着眼于"烦满"二字,因原文有"其满三日者,可泄而已"。其实,这里的"泄"是泄热,而非泄泻。

在继承江老学术观点的同时,我深入研究了仲景论述,尤其本着江老重读法的要求,认为只要真正明确了厥阴病的生理病理,厘清了厥阴病的证候类型,一个情同前五篇一样的"脉证并治"内容就会朗若列眉地呈现在我们面前。

(一)厥阴病的生理病理

1. **从"两阴交尽,一阳初生"看** "两阴交尽,一阳初生"是说厥阴阴气少并正在向阳转化。但此种转化正常过程如何,异常时又有何表现,需要结合六经的"欲解时"。太阳病的欲解时是从巳至未上(约等于9时至15时);阳明病从申至戌上(约等于15时至21时);少阳病为从寅至辰上(约等于3时至9时);太阴病为从亥至丑上(约等于21时至凌晨3时);少阴病为从子至寅上(约等于23时至凌晨5时);厥阴病为从丑至卯上(约等于凌晨1时至7时)。六经"欲解时"是指本经经气自旺之时,正常时无所谓"欲解"。从"欲解时"排列顺序上，至少可以看到：①一阳初生之气在少阳主令之寅时即已萌发，到厥阴主令的后两个时辰(寅卯)逐渐发展，终于导致经气的从阴出阳；②厥阴虽为阴经，但同少阳交叉主令达两个时辰，受少阳影响，正常时可使阴阳冲和调达，异常时则可出现阴阳的极偏，导致或寒或热证；③厥阴处于由阴向阳过渡的骨节眼上，此时少阳一线阳气初生(故少阳又称嫩阳、稚阳)，一阴之阴气最少(故称阴尽)，阴阳气均处在低水平的变化阶段。这是厥阴生理上较脆弱，病后变化较多，且多虚证或阴阳混淆、寒热错杂证的生理因素。可见厥阴病的要害是阴阳失调(当然百病皆可谓阴阳失调，但那是从广义而论，不似厥阴病之紧系于阴阳)。人体阳气受太阳影响，病后可得太阳之助而解，也可因正气衰微，外界阳气不助正反助邪而加重，这就是六经"欲解时"是疾病变化骨节眼的原因。而太阳升起的时间，虽九州之大，亦大体恒定在丑至辰间。而厥阴主令正处在这个由阴出阳的关键时刻，故病之则阴阳必乱，这是厥阴病的病理关键。

2. 从厥阴与少阳的关系看　"厥阴中见少阳"，说明少阳火气对厥阴生理的平衡有重要作用。如前所述，厥阴风气行令的三个时辰中，少阳即有两个时辰与其同时主令，可见风中必兼少阳之火，才是和风。此和风乃阴阳调和的象征。唐容川称之"少阳之冲气"，人体阴阳的消长平衡与之密切相关，故曰"厥阴不从标本，从乎中也"。若一阳之气当至而不至，病后则为寒风，若至而太过则热化而为热风，这是少阳病进可成厥阴病，厥阴病退可转化为少阳病的原因。

厥阴病虽复杂，但不外阴阳错乱、肝脾不和两端。前者反映两阴交尽、一阳初生的生理特点遭到破坏而出现的证候，后者则反映风木肝脏疏泄失常或夹肾水侮土等病变。

3. 从厥阴的脏腑经络看　厥阴包括手厥阴心包和足厥阴肝经。两经在循行上联系了肝、胆、心包、脾、肺、胃等脏器，通过了少腹、膈、胸中、喉咙、颃颡、目系、头颅、颠顶等部位，与十条经络发生了联系。可见厥阴经生理上联系特别广，涉及面特别宽，这是其病后症状复杂、难于简单概括的一个原因。

厥阴禀风木而寄相火，下连寒水为乙癸同源，上接心火为母子相应，这是厥阴多寒热错杂的脏腑病理基础。邪入厥阴，或心包火邪上炎而为上热，或火不下达暖肾而为下寒，或肝阳上亢而成风火，或肝阴上逆而为水饮，或夹肾水而为寒厥下利，或夹心火发为热利脓血等。以上表现尽管复杂，但总以脏腑为病变基础。

（二）厥阴病的证候类型

不少医者认为厥阴病篇是讨论杂病的篇章，由于一些条文与《金匮》有重复，甚至有人认为错抄《金匮》，从而推论厥阴病不存在。

其实，太阳病、阳明病、少阳病、太阴病、少阴病也全是各自脏腑、经络、气化病变的综合反应。厥阴病有其明确的脏腑病位——肝与心包及其所属经络，又有其气化之变异——风气失常及其从化反应，说明同前五篇一样，它具备了独立成篇的要素。由于本篇居六经最后一经，又是阴阳转化的关键点，故仲景论述时多从阴阳上把握。就厥阴病提纲论，人们多认为是讨论上热下寒证，既无主方而临床又不易见到。但若结合338条看，则理明而义彰矣。338条"蛔上入其膈，故烦"，可理解为提纲之"气上撞心，心中疼热"的变异提法；"得食而呕"即"饥而不欲食"；"又烦者"可看作对"气上撞心，心中疼热"阵发性发作的描记；"蛔闻食臭出，其人常自吐蛔"即所谓"食则吐蛔"；"又主久利"与提纲之"下之利不止"为互文见义之词。这样就会从论脏厥与蛔厥鉴别的条文里看到提纲的主方当指乌梅丸。从而反推出厥、利、呕、烦为厥阴病的主要临床表现。乌梅丸是厥阴病的代表方，还可从其他篇先出主方的出方规律得到证明：太阳病先出桂枝汤，阳明病先出承气汤，少阳病出小柴胡汤，太阴病出桂枝汤鉴别条后，即出"四逆辈"，少阴病先出麻辛附子、麻甘附子两鉴别条后，接着出热化证之黄连阿胶汤、寒化证之附子汤。厥阴篇与上述出方规律完全一致。先针对阴阳混淆、寒热错杂的基本病机出主方乌梅丸后，针对热厥出白虎汤，寒厥出当归四逆汤，再按邪结胸中厥，水停心下厥……——出方。这个规律不仅说明乌梅丸是厥阴病的主方，同时说明本篇的写作体例也同前五篇。

明确了提纲的主方是乌梅丸后，根据"下利不止""饥而不欲食"是下寒证，"消渴，气上撞心，心中疼热"是上热证，从而进一步领会到，仲景将其列为提纲，确是教人认识厥阴病是以阴阳混淆、寒热错杂为特点的一类疾病。这样，我们就可通过该篇条文和厥阴的生理病理特点，得出厥阴病的证型当包括阴阳混淆的寒热错杂证，阴阳偏极的或寒或热证，阴阳气不相顺接的厥证（包括阴阳消长的寒热胜复）和肝脾不和的下利吐哕证，从而使厥阴病提纲与全篇的关系、厥阴病的证型和主要症状被充分认识。

如同读其他篇一样，有的条文要灵活看待。如"除中"，若斤斤于"发热六日，厥反九日"等症状，则难以见到。但将这些看成是有寒热胜复和厥利等症状（甚至扩而广之，病情严重）时，则除中之证临床比比皆是。

厥证少阴也有，不在少阴重点讨论，是因少阴病不能很好地概括厥的病机。337条云："凡厥者，阴阳气不相顺接。"这说明阴阳气之失调，是导致厥的总体原因。而阴阳失调、寒热错杂正是厥阴病的病理特点，故厥阴病篇集中讨论了厥证。换言之，厥乃厥阴病的主证，凡厥阴病未有不存在厥逆症状者。造成厥的原因约有4个方面：①即阳气衰，无力布散；②阴衰火化太过，阴精不能载阳以行，阳气伏郁于内失于布散；③阴阳错杂，疏泄功能失常；④邪气（水饮、食积、虫症）阻滞，致阳气不能布达。可见"厥"作为一种症状，反映人体多侧面的情况。

三七　厥阴病与少阳病转化之机理

研究厥阴病与少阳病的转化机理应同运气学说联系起来。《素问·六元正纪大论》云："初之气，地气迁，寒乃去，春气正，风乃来，生布万物以荣，民气条舒。"初之气是厥阴，从大寒至惊蛰，时辰是从丑至卯，符合厥阴欲解时。而少阳是旺于寅卯欲解时，因而厥阴中见少阳。"厥阴之上，风气治之"，是指和风，而非贼风。重阴必阳，重阳必阴。阴盛至极必由盛转衰，阳衰至极必由衰转旺，故厥阴病以阴中有阳、寒中有热为特点。但体质有盛衰，故又有寒热消长等不同情况，这与时令有未至而至、至而不至、至而太过、至而不及等情同一般。

厥阴阴中有阳之阳贵在敷布，贵在条达，尤贵在生生不息。而这个阳气就是少阳。阴尽阳生的转化过程，说明阴尽之前属厥阴，而阳生之后即属少阳。这就是少阳病进可成为厥阴病，厥阴病退而可转化为少阳病的道理。也即《素问·至真要大论》"厥阴不从标本，从乎中也"的道理。故《伤寒论》有"伤寒五六日，呕而发热者，柴胡汤证具"，而379条出"呕而发热者，小柴胡汤主之"，同样的征象，前者是外邪犯少阳而致，后者却是脏邪还腑，从阴转阳而致。这就是病机转化的临床体现。

厥阴为风木之脏，因木中有火，故从热化者多，从寒化者少。这就要求临证时把从乎中见和热化区别开来，不能混淆。厥阴阴尽阳生，恐其阴有余，亦恐其阳太过，而只有合于中见少阳之气，维持平和，方能不病。这种少阳中气，乃指少阳之冲气。这又是从二者紧密的生理联系论。可见，厥阴与少阳无论从生理还是病理看都极易互相影响，互相转化。而临证时对其征象属中见之化还是热化，必须详加辨析，因为它实际是要求于这种特殊的寒热并见的征象中，正确地区别正邪，以及正确地认识是和风还是贼风。

三八　切不可将蛔厥等同于胆道蛔虫

《伤寒论》338条"伤寒脉微而厥，至七八日肤冷，其人躁，无暂安时者，此为脏厥，非蛔厥也。蛔厥者，其人当吐蛔，今病者静，而复时烦者，此为脏寒。蛔上入其膈，故烦，须臾复止，得食而呕，又烦者，蛔闻食臭出，其人常自吐蛔。蛔厥者，乌梅丸主之，又主久利。"

我们研究，此条共含了6个内容：①脏厥与蛔厥的共同脉证是脉微而厥；②脏厥的临床表现；③蛔厥的临床表现；④脏厥与蛔厥的症状鉴别（脏厥肤冷，躁无暂安时；蛔厥吐蛔，静而复时烦）；⑤自释蛔厥症状出现的机理；⑥出蛔厥主方乌梅丸。古代不少医家，如吴谦的《医宗金鉴》将本条与厥阴提纲证融为一体，以强调乌梅丸的应用范围，而更多的人所关注的，仅是其寒热错杂之病机。近代以来受西医影响，多数人已将其视为是对蛔窜入胃或胆的论述，甚至干脆将其等同于西医之胆道蛔虫病。

这些解读显然不仅是对条文丰富内容的漠视和阉割，更阻止了人们对条文背后深层学术价值的发掘和应用。

其实古代医家对此条领悟是颇多的。如喻嘉言认为："脏厥者，正指肾而言也；蛔厥者，正指胃而言也。脉微而厥，则阳气衰微可知，然未定其为脏厥、蛔厥也。惟肤冷而躁无暂安，乃为脏厥。脏厥用四逆及灸法，其厥不回者主死。若蛔厥则时烦时止，未为死候。"这类研究代表了人们对条文精神的深刻理解，但仍仅停留在逻辑解读层面，缺乏创新。

江老一生躬身临床，深入体察，对此条的解读有着创造性的发展。早年诊治一幼儿，麻疹恢复期出现阵阵心烦，予养阴清热法治疗不仅不效，且心烦愈甚，后发现患儿每闻碗筷声即索食，但食物一入口，烦躁即作，掀碗哭叫，延续一阵后渐渐平复，正常安静或嬉耍。后其母以桃片糕一片塞入患儿口中，则立即尖声哭叫，爬至床下，而一两分钟后，复归于平静。江老突然想到，这不正是仲景在厥阴病篇338条中所描述的"今病者静，而复时烦"的蛔厥证吗？其闻碗筷声或食物入口即作，正是条文中所说的"得食而呕，又烦者，蛔闻食臭出"。于是立即处以乌梅丸去姜、桂、附，加雷丸、使君、槟榔、鹤虱等驱虫药，仅服完一剂，下污黑便中夹大量蛲虫，烦躁得止。当年儿童麻疹患者很多，有此经验后，再遇此类病人即以同样的方法治疗，仍收快速疗效。如又一小儿，麻疹恢复期心烦突发突止，烦时既咬他人，也咬自己手指，致手指溃破化脓，西医诊断"麻疹恢复期脑病"。以绷带捆其双手持续使用镇静药与抗感染药十余日完全无效，邀江老会诊。江老以乌梅丸加减，连日排蛔虫数十条，烦躁全止。

通过以上临床证治，江老总结出以下几点。

1. "静而复时烦"是蛔厥的确凿临床指征。烦与躁，一为心烦不安，一为肢体躁扰不宁。蛔厥以烦为主，可兼有躁。

2. 若以吐蛔为主要指征诊断蛔厥，必遗漏大量真正的蛔厥病人。虫可能有，但不一定是蛔虫，也不一定从口吐出，故与西医之胆道蛔虫症不能画等号。

3. "厥"非必见症状。这不仅由于在同条中脏厥也有厥，还由于其他多种原因也可致厥，故在蛔厥诊断中，厥不具特征性意义。不仅如此，无论从条文角度还是临床角度看，将蛔厥归于"厥"证范围，都欠妥当。

4. 上面所举两例患儿，西医均诊断为"麻疹恢复期脑病"，说明蛔厥也许是因一种毒素影响了大脑。

遥想仲景当年，不知多少次废寝忘食地守候在病人床旁，通过对表面症状相似的大量患者进行守候看护，才惊人地发现了"躁无暂安时"者，证危，而"静而复时烦"者，乌梅丸即能治愈。这一全新的发现可能来自仲景对成百上千患者的观察，可能历经十年八载，尤其值得仰慕的是，仲景必然是在日夜不停地近距离深入观察中才得到的经验总结。江老发扬仲景精神，躬身体察，又从仲景发现中进一步明确了蛔厥的标志性症状，这是站在巨人肩头上的发展。

所谓焚膏继晷，宵衣旰食，一切形容之词，在伟大的医学家面前，都显得苍白！

三九　厥阴病临床少见之缘由

病至厥阴，患者的阴阳均已衰微到了极点，这应当是厥阴病的根本病理所在，或者说是厥阴病的本质。

所谓三阴三阳，就是以阴气和阳气的多少为依据的。如病之初，邪气虽盛，而人体阳气也旺盛，故称太阳（三阳）。随着邪热耗伤正气，阳虽稍损而仍有足够的力量抗邪，正邪抗争剧烈，称阳明（二阳）。疾病持续，阳气日耗，其分争程度已不似阳明剧烈，称少阳（一阳）。少阳阶段邪可半表而解，亦可由阳入阴，故少阳为阳枢。邪陷三阴后，阳气已衰微，但阴气尚不太衰，此时称太阴（三阴）。若疾病进一步发展，阳气随之更渐虚衰，称少阴（二阴），少阴或以阳虚为矛盾的主要方面，或以阴虚为矛盾的主要方面，表现易寒化或热化的不同临床见证，故将少阴称为阴枢。当阴阳气在疾病过程中不断消耗至均呈极虚近乎亏竭时即称厥阴（一阴）。

厥阴这种阴阳元气均已虚极的病理状态和"两阴交尽，一阳初生"的境界，决定了其只能以一个短暂的疾病阶段而停留。因为当阴无阳时，即阴阳离决而死，故多死候；阴盛阳衰，则以少阴寒化证出现；阳复太过，下利谵语，热过伤津，胃热而有燥屎时，邪已转传于土，已转为阳明病；而由脏还腑，由里出表时则当属少阳病。可见，厥阴病除不少病人迅速死亡外，病情极易转化。而其转化规律又与多经相关。当然，厥阴病也有能借生阳之复而向愈者。

凡此种种，决定了厥阴病临床较少见到。

四〇 厥阴囊缩

厥阴病的"囊缩"是一个关乎厥阴也关乎阳明的问题。虽然厥阴病篇无条文表述，但绝非没有依据。舌卷囊缩是《灵枢》《素问》《难经》都有记载的。日本山田正珍认为，这是厥阴病篇的缺遗。首先因为它是本《素问·热论》"厥阴脉循阴器而络于肝，故烦满而囊缩"而来，这属于热者。而《灵枢·邪气脏腑病形》"微大为肝痹阴缩"，则属于寒者，乃因于寒气滞，肝气积于下所致。而囊缩除以上两种情况外，还与阳明相关。这是因为虽然从总体上看肝主筋，前阴为宗筋所聚之处，肝之经脉循阴器，故总属足厥阴肝。但阳明主润宗筋，若阳明经气不利，致使宗筋失养，亦可对宗筋所聚之前阴产生影响，从而成为"囊缩"产生或加重的重要因素。

虽然如此，"囊缩"仍属厥阴，不能将之归于阳明。因而，对陆渊雷由于"囊缩"与阳明有上述关系，而将囊缩归为阳明，江老是不赞成的。江老认为陆氏是根据《素问·热论》尚有"其满三日者，可泄而已"的经文做出的判断。其实，不能只着眼于"烦满"二字，且不说"烦满"二字非阳明所独有，亦非阳明的特征性见证，就是这里的"可泄而已"的"泄"，也不是承气的泄泻，而是泄热。

"囊缩"为厥阴病的一个症状表现当属无疑。

四一 厥阴病的阴阳消长寒热胜复

阴阳消长和寒热胜复在一定程度上反映了厥阴病的证候特点。其中阴阳消长侧重于病机特点，而寒热胜复则侧重于症状表现。它们虽不能概厥阴之全，但弄清了厥阴病的阴阳消长及寒热胜复两个问题，对于厥阴病的全面理解却有"思过半矣"之作用。那么，怎样才能较为清楚地认识这两个问题呢?

首先,从厥阴的含义看。

厥,即尽的意思。《素问·至真要大论》称"两阴交尽也。"《灵枢·阴阳系日月》亦云:"两阴交尽,名曰厥阴。"这说明人体十二经脉阴阳盛衰和自然界阴阳盛衰情况是一致的。治病时必须联系考虑。"两阴交尽"和"两阳合明"是对举的。前者指下半年的6个月。其中7、8月为阴之初生,11、12月为阳之初生,9、10月为阴之尽,因此,两阴交尽是阴尽阳生。而"两阳合明"指上半年。1、2、5、6月是少阳、太阳,3、4月居中,阳气在最旺盛阶段,故称阳明。厥阴在三阴中阴气最少,故称一阴。而阴阳是互为消长的,两阴交尽之际,就是一阳初生之时。《素问》有"一阴自绝作朔晦"之说(晦是农历每月最后一天,朔是每月初一),就是概括这种阴中有阳、阴尽阳生之循环往复关系的。

第二,从厥阴的生理病理特点看。

厥阴处于两阴交尽、一阳初生的病情极易变化的敏感阶段。因此,其病阴中有阳,寒中有热,阴阳消长,寒热胜复。临床多厥阴心包夹心火而上热,厥阴肝木夹肾水而下寒之证。这里,阴阳消长,是"两阴交尽,一阳初生"的生生不息的生理被病邪破坏后的病机变化,而"寒热胜复"则是正邪交争、阴阳消长的临床表现。

从六经气化看,"厥阴之上,风气治之"。这里的"风"指和风,非指贼风。而厥阴在生理上的阴中有阳的"阳",指少阳,人体阴阳消长,进退平衡,是厥阴与少阳的作用。如此的生理关系,决定了病后的病理特点。故厥阴病的治法每需考虑到"风气"二字。

厥阴病的主要症状之一的"厥",是阴阳气不相顺接而致。但这种不相顺接,不是指经脉之气不相交,更不是十指之脉不相顺接,而是人体整个阴阳气不相交,厥自厥而热自热,不能合化。正因如此,才使"厥"成为判断厥阴病阴阳消长的一个关键性指征。

第三,从临床表现看。

厥阴病的临床表现可用厥利呕哕烦加以概括。而无论哪种,深层病机都是阴阳消长,其临床表现则多有寒热胜复。

如上热下寒之乌梅丸证、蛔厥证,359条之干姜黄芩黄连人参汤证。

寒厥之当归四逆汤证、吴茱萸生姜汤证，纯阴无阳之脏厥死证。热厥阳热内郁、热深厥深之白虎汤证，热微厥微之四逆散证等。无论哪种情况，未有不与阴阳消长相关者。而里热下利之白头翁汤证，里实下利之小承气汤证及寒盛格阳、下利清谷之通脉四逆汤证等，都从症状层面反映了厥阴寒热变化情况。至于"呕而发热者，小柴胡汤主之"更是阴阳消长中从阴转阳的征象。

因此，抓住厥阴病的阴阳消长、寒热胜复，辨析厥阴病，具有提纲挈领的作用。

四二　厥阴病辨治要深究气化研究病机

针对厥阴篇提纲证仅是蛔厥证的征象，并未体现厥阴病的基本特征。全篇所用 16 个方中仅出新方 5 个，而此 5 方又不足以治厥阴病，因此，一些医家对厥阴篇多持怀疑态度，甚至有否认厥阴病存在者等一系列关于厥阴病篇的议论。江老认为，这一切都是因为过分孤立地看待条文所造成的。因为仅从一条条单独条文看，似乎没有哪个条文是全面描述厥阴病的典型征象或完整揭示其病机的，而这却不能说明厥阴篇是虚无的，或仲景写此一篇是多余的。因为六经是脏腑经络气化的综合体现，必须从这个整体去加以把握。而厥阴病篇更多地需从气化角度去理解和认识。

厥阴之上，风气治之。中见少阳，厥阴不从标本，从乎中也，是说足厥阴肝经属风木，手厥阴心包络属相火，子从母化，以风气为主，故厥阴之上，风气治之。手厥阴经络手少阳三焦，足厥阴经络足少阳胆，故二经中见少阳。而手少阳三焦、足少阳胆同司相火，相火是少阳之本气，厥阴中见少阳，故其中有火气居之。同样，阳明厥阴不从标本，从乎中也，是说同气相求的缘故。木遇火，则木从火化，因而在正邪分争、表里传变中，都要考虑到上述病理联系的显著特点。

阴阳的转化规律是从阳入阴，由阴出阳，阴尽则阳生，厥阴处于两阴交尽、一阳初生的境界，即阴阳都处于极少阶段，此时很容易发生偏颇和混乱。因为阳复太过则热，若不及则寒，并且随干扰条件而发生阴阳错杂。然而，由于气化的缘故，厥阴虽必然有厥逆的症状，但其性质则为热。有的医家把这称为"此其热，固为热，厥亦为热"。从病性和临床表现上直接注释了335条厥深者热亦深，厥微者热亦微。

厥，作为一个突出的症状，在少阴病中同样存在，怎样将厥阴之厥与少阴之厥加以区别呢？从症状上看，少阴表现为手足寒，厥阴表现为逆冷，程度上差异很大。从阴阳看，少阴阴未极，而厥阴为阴极。从寒热看，少阴或为寒证，或为热证，而厥阴则多寒热错杂证。从病机看，少阴是阳虚阴盛，而厥阴为阳衰阴竭。从预后看，少阴六条死证，而厥阴九条死证。

"厥"是厥阴病的主要见证，而因厥阴中见少阳，故多从火化而成热厥，但也有因阳气来复不及，或寒邪直中而成寒厥者。怎样加以区别呢？一个重要鉴别点是厥而复热者，为热厥，无热一厥不返者为寒厥。一般说来，厥热胜复则或示邪气进退，或示正气渐复。而热厥转寒厥者，则标志着病情恶化或趋向死亡。因为热厥死亡者必定要转化为寒厥后方可导致。

需要特别强调的是：厥阴中见少阳，这在厥阴病发病和转归中起着重要作用。第一，厥阴之上，风气治之的"风"中必兼少阳之火，才是和风。厥阴之寒厥和热厥，一定程度上就是这一阳之气当至而不至或至而太过所致。第二，这种一阳初生遭到严重破坏时，才会出现阴阳错乱。第三，风木因失于中见之少阳火气的调节，才会出现疏泄失常，或产生挟肾水而侮土的病变。这才决定了厥阴病阴阳错乱、肝脾不和的基本病机。

当然，厥阴病的这种基本病理的出现，还有其脏腑的病理基础。如或因于心包火邪上炎而为上热，或因于火不下达暖肾而为下寒，或肝阳上亢而成风，或肝阴上逆而为水饮，或挟肾水而为寒厥下利，或挟心火发为热利脓血等。

仔细研究，338条与厥阴病提纲证确系互文见义之词，而该条所出之主方是乌梅丸。因此，可以据此反推出厥阴病的临床表现为厥、利、呕、烦。而这正与上述厥阴病的病机相一致。

这样，我们就会清楚地看到，厥阴病与前五经一样，都是基于气化、脏腑、经络而立论的。循着此点，就会获得正确辨治厥阴病的钥匙，而不被孤立条文所囿限。

四三 厥阴病篇可看作六经证的总结

江老认为，厥阴病篇所论是伤寒学说的精髓，是总结六经的。因而必须熟读、深研、细玩，才能领悟。

厥阴病必有厥，而这种厥不是指经脉之气不相交，更不是十指之脉不相顺接，而是人体整个阴阳气不相顺接。六经以阴阳气之多少而分三阴三阳。急性热病之始初，邪盛而人体阳气亦甚，称太阳（三阳），正气稍耗至阳气稍减为阳明（二阳），病势再发展，阳气更少为少阳（一阳）。若邪气更甚，正气不支，由阳入阴，则阳气必然趋于衰微，此时阴气尚不衰微，故称太阴（三阴），若病情未被遏制，阴气受损，故称少阴（二阴），少阴病进一步发展，阴气衰微至极，而阳气在少阳时即已衰微，随着病情发展，必更耗伤而至衰微至极。此时方发展成"两阴交尽，一阳初生"的厥阴病（一阴）。可见，厥阴病是以阴阳气这个主线贯穿起来的病程的最后阶段。因而，厥阴病篇的论述对前五篇是有着总结意义的。

再从六经"疆界"说看。一些伤寒研究家认为，六经之"经"，就是界线的意思。既有疆界，则各疆界内之疾病变化必有其自身规律和特点。而这种规律特点又是以表里、阴阳加以体现和区分的。厥阴居六经之末，处"两阴交尽"之界，故其论必涉前五经，从而具有总结六经的意义。

那么，厥阴病篇的条文是否也体现了论涉前五经呢？从全篇所出 15 个方看，涉他经者计 10 个方。其中涉太阳的桂枝汤、瓜蒂散、茯苓甘草汤、栀子豉汤，涉阳明的白虎汤、小承气汤、吴茱萸汤，涉少阳的小柴胡汤，涉少阴的四逆汤、通脉四逆汤等。篇中虽未出太阴病方，但其利、吐、哕等证多属中焦，而中焦阴阳升降失职，与肝木失于条达有着重要关系。因而厥阴病篇遣方情况也说明它对前五经具有总结意义。

江老认为，《伤寒论》以三阴三阳统率辨证，故阴阳失调是形成各种证候的根本原因，也是确定各种证候的主要依据。而厥阴病篇就具有从阴阳这个根本点总结全书的意义。因而旗帜鲜明地提出厥阴病篇是对六经证的总结，这一学术观点，不仅是对很多著名伤寒研究家认为厥阴病不存在的观点的否定，也是对一些误读该篇条文者的一种方向性的诱导。

四四 《金匮要略》读法

《金匮要略》又名《金匮要略方论》,是从残简中整理出来的。由于本书是从遗失了数百年的散乱蠹简中整理而成的,因此较难读懂。以致从宋代以来注解《伤寒论》者数以百计,而注解本书者仅寥寥十余家。然而,江老认为,它同《伤寒论》的学术价值不相上下。

全书25篇,历代多认为后3篇是后人加上的。共论述了44个病,前22篇出方209个,附方28个。全书理论结合实际,使杂病学具有了完整的理论体系,从而有效地指导着临床无穷的应用。可以说,没有深入系统地研究过本书,则很难成为治疗疑难杂症的高手。

江老认为,对本书必须坚持正确的读法。这种读法首先应熟读原文以确定主体地位,而后参阅各家。熟读要求牢记,参阅加深理解。熟读应将前22篇的整400条读至能背诵,这样临床才能既可准确针对又能圆机活法。本书对病证的论述是以合论和专论两种形式撰写的。分篇别类,分证出方。凡病机同,或病位应,或症状相同三种情况的合篇论。而专论如疟、疸等,因本身有鲜明的临床特点,故设专章、专论,在详论本病的同时,兼设他病。全书特别重视病与证相结合的辨证方法,也特别重视脉诊。不少条文脉证并举,甚至一些条文只讲脉象,这体现了仲景的思维特点和关注重心。这些在读此书时都应特别注意。

读时将条文与篇章对照读,对条文进行罗列加以比较,否则难见全貌。如防己黄芪汤证与越婢汤证均为风水,但各有不同病机。又如痹证,散见于各篇之中,需汇集所有相关条文进行比较,才能得其全貌。再如水气与痰饮、咳嗽关系密切,肺痿、肺痈、咳嗽上气与痰饮关系密切等,均需通过条文与篇章的对照和条文的罗列比较才能得到深入系统的认识。对于同一篇中的条文也需在分析后一一进行归纳,若几证合为一篇者,需按各证分类。如痉、湿、暍三证合论,需分列研究。以痉病为例,论述病因的有第4、5、6条,论述症状的有第1、2、7条(我们可据此再分析它们的病机区别),论述脉象的第9条。论述治法的有第11、12、13条,论述预后的有第3、8、10条。这样痉病的病因、病机、症状、脉象、治法、预后等一个完整而严密的痉病辨证论治全貌即呈现在了眼前。有些条文即使搞不清也不要轻易否定或强加解释，可以存疑待考，以免失却原意。

在掌握了整体读法之后，读时还应特别注意以下三点。

一是在条文中寻找辨证论治的关键。

不能只满足于背诵，还要挖掘古代各家对条文的独到见解。如"大黄牡丹汤主之"应接在"当有血"后，"越婢加术汤主之"应接在"故令病水"后。而当认准疾病后要守方，出现新情况做些调整，不要轻易改弦易辙。对一些内容丰富而笔法简练的条文，既要从正面领会，又要从反面推证，从而做到准确地审察病机，精湛地进行辨证，娴熟地将方药与证候融为一体。如血痹虚劳篇，"虚劳里急，悸，衄，腹中痛，梦失精，四肢酸疼，手足烦热，咽干口燥，小建中汤主之"。这是一个阴阳两虚的证候，为什么不用大补不足或损其有余的方法治疗呢？这里，仲景是宗《灵枢·始终》阴阳俱不足，阴竭，泻阴则阳脱，如是者，可将以甘药，不可饮以至剂。这里，明确告诫，对于这种补阳则阴脱，泻阴则阳脱的证候，只能用甘药，而决不能用大补大泻的汤剂去治疗。明白了治劳以甘这个关键点后，我们不仅能准确地理解此条的精神实质，并能将此方很好地运用于虚黄、妇人虚寒腹痛等的治疗。

二是学习其给药方法和预见性。

本书的立方遣药简而不繁，对某些重病，每投烈药，以求一战而成。但给药时却时刻注意病人的耐受程度。如强人服七合，弱人服五合，不差明日更服，不可一日更服。这种重视保护正气，既用猛药，荡除病变，又防药过伤身的用药特点，在临床极具应用价值。学习好它在应用以毒攻毒等多种治法时都会发挥指导性作用。另外，一些条文对疾病的转归提出了科学的预见，对服药后可能出现的反应做了详细描述。如服防己黄芪汤后，"当如虫行皮中"，服白术附子汤"一服觉身痹，半日许再服，三服都尽，其人如冒状，勿怪"。这些特殊反应除需自己心中有数外，并可提前告知病人，使其不致紧张。而这些内容，多在随方后的附加说明中展出，读时不可因不是条文正文而加以忽略。

三是与《伤寒论》互相参阅。

学习任何一门学说都必须学习与之相关的学科知识，以加深理解。

《伤寒论》与《金匮要略》本是姊妹篇，《伤寒》以六经辨证，《金匮》以突出的证候辨证。凡单独成篇的都较细，数病一篇的往往详于特殊而略于一般。但《金匮》在证候辨证时仍将六经的八纲辨证贯穿其中，故总有《伤寒》的影子。如咳嗽之用小青龙汤，利水之用五苓散，悬饮之用十枣汤……又如其腹满寒疝宿食呕哕下利、黄疸病等篇论治与脾关系密切的证治，多与伤寒太阴篇有着内在精神的相融。这一融合精神，直接启发后世李东垣将理中汤、建中汤、四逆汤、泻心汤等化裁后创建一系列治疗脾胃病的著名方剂，从而为《伤寒论》《金匮要略》二书相参并研树立了光辉榜样。

四五　《金匮要略》血痹虚劳篇第 6 条是阴阳俱虚证

血痹虚劳篇第 6 条："劳之为病，其脉浮大，手足烦，春夏剧，秋冬瘥，阴寒精自出，酸削不能行。"关于此条，多数医家认为是论述的阴虚证，也有认为是论述阳虚证的，而江老认为是论阴阳俱虚，即阴病及阳，阳病及阴证候的。

虚劳是虚损劳伤的简称，也是对五脏诸虚不足而产生的多种疾病的概括。其病皆积渐而成，临床以病久体弱为虚，久病不复为损，虚损日久则成劳。由于范围广，故有五劳七伤六极之称，而总不离气虚、血虚、阴虚、阳虚和阴阳两虚。

全篇从第 3~18 条共列虚劳条文 16 条，其中专论脉者 1 条，脉证共论者 9 条，专论证者 6 条。

本条系脉证并论，共有 3 个要点，一是脉象，二是症状，三是受季节性影响。

第一是脉浮大，大脉以形大为主，位上无特殊性。在实证时大脉多见于气盛血涌，邪气充斥脉道。此时多兼浮实，而在虚证时则多与芤相兼，多主阴精亏损，阴不涵阳，也可见于阳气虚，即所谓"阳气者，烦劳则张"之故。当然，这里的脉，不仅是"举之有余，按之不足"，而是大且松软，迟柔少充，它是浮阳外越的表现，即位浮、数迟、形大、势无力。故有"久病逢之确可惊"之说。因此,本条文之脉浮大代表了阳气不足,不能推动血脉运行,也代表了阴精不足,不仅无以充盈脉道,且因阴不涵阳,有虚阳外越之势。

第二是症状表现。其"手足烦",即手足心烦热,乃阴血亏虚,虚热扰动四末。"阴寒精自出",这里的"阴寒"既言症状,也言病机。即前阴冷,而这种冷是因肾阳不足、阴寒凝滞所致的。"精自出",不仅言遗精、白浊,也包括了与鬼梦交之类的泄精。火动于上方生"手足烦",而火动于上则必阳虚于下,阳虚阴寒内迫致精液外泄。至于其"酸削不能行",阳气亏虚则腿脚酸软,阴血亏虚致肌肉瘦削,这种本已虚弱之躯,再经精液泄夺,必然进一步加重病情。肾藏精而主骨,肾虚则骨弱,骨弱而成骨痿,以致不能站立行走。因而所列症状表现,不仅说明其阴阳并虚,也蕴含了其阴病及阳、阳病及阴的病机关联。

第三是季节性影响。"春夏剧,秋冬瘥",是说本病随天时而衰旺,春夏为阳时,阴虚之病必剧,秋冬为阴时,阴虚之病减轻。这里其实是要说明,本病受外来因素干扰即可随之波动。为什么呢?因为阴阳已亏虚至极,任何外界影响均可导致病情变化。

此外,从条文的排列上也能依稀看到本条夹阴阳两虚。第3条总揭虚劳脉象,第4条论血虚,第5条论气血两虚,本条论阴阳两虚随即转入具体论虚劳的各种不同见证,从而隐含本条具阴阳两虚的总论性质。

可见,这绝不是一个论述单纯阳虚或单纯阴虚的条文,而是一个深刻的论述阴阳俱虚、阴病及阳、阳病及阴的病理密切关联性的条文。

四六 《金匮要略》血痹虚劳篇第9条所举
三种证候不可串解

血痹虚劳篇第9条的原文是:"人年五六十,其病脉大者,痹夹背行,若肠鸣,马刀侠瘿者,皆为劳得之。"一些医家将此条做串解。而江老认为,通过条文所遣用的"若"字和"皆"字即可看出,本条是论述的三种不同证候。这从一个侧面看到了江老读仲景书时是十分重视字斟句酌的。

研究此条不难发现，论述的对象是老年人，以出现"大"脉为前提，举例说明在老年人出现大脉的情况下，可能会出现多种不同的病变。但不管表现怎样，其根源都是虚劳。

从行文情况可以看到，这种不同病变，最常见的是脊柱及其两旁有酸冷麻木不适的感觉。这是因为肾阳亏虚而无法温煦，肾精亏虚而无力充养所导致的。若为脾阳亏虚则表现为肠鸣，若因于阴虚日久，不能涵阳，虚火上炎，火炼痰结，则会于腋下颈侧形成瘰疬。一个"若"字表现了证候区别，一个"皆"字表现了根源相同。

通过这样深入解读，可以看到，虽然都是老年人所患的虚劳病，并且均出现"大"脉，而会有多种不同病机的临床证候。不同证候当然不会以相同的治法治疗。由此，我们可以把这看成是仲景举例说明虚劳的证候多样性。

若我们再进一步分析，仲景为什么要专选这三种不同的证候放在一条列论呢？因为虚劳证不少是由亡血失精导致。但别忘了还有另一类是因少年辛苦，损伤阴阳，营卫枯泄，复受外邪乘之而得者。这是一类因劳而虚，因虚而损之病。前者多损及阴阳，后者多伤及脏腑。本条所论就是后一类病证。二者证候有所差异，而虚损之本则是相同的。

方药撷精篇

四七　从复方角度加减

方剂加减时,要从复方角度考虑,这是江老的一个学术观点。

这首先是从仲景组方遣方原则中体会到的,因为《伤寒论》之用方,在药味加减时,常寓有复方加减意义。如桂枝加附子汤和桂枝附子汤两方,后者仅从前方去芍药而加重附子、桂枝用量,即变助阳以调和营卫之剂而为振阳而除寒湿之方。这是因为桂枝附子汤证属阴盛,阴盛当以阳药胜之,去芍药则酸甘化阴之芍药甘草汤不复存在。这里,其意义显然已不止于仅因为芍药一药酸苦不宜使用。江老于是认为,临床立定主方之后在作药味加减时,应当遵从和体现仲景从复方角度考虑这一重要学术特点。

江老以此观点研究桂枝汤,并不从桂枝汤组成的五味药分析,而是认为桂枝汤由桂枝甘草汤和芍药甘草汤两方组成,两方分别发挥着辛甘化阳和酸甘化阴的作用,并认为明白了这个道理后,不仅能深入理解桂枝汤本身的广泛作用,也才能掌握由桂枝汤演变的近50个方的变化规律。如桂枝去桂加茯苓白术汤,《医宗金鉴》认为不是去桂,是去芍药,也有人认为当去桂,或都不去,只加苓术即可。而只要用复方加减法加以审视,去芍药乃去其酸甘化阴,存其辛甘化阳作用,符合该条服桂枝汤或下之后,胸阳伤之胸满水停,表证不解的病机。同时,方内含有苓桂术甘汤,可温心阳化水饮,也与病机合拍。从而确认《医宗金鉴》的认识是对的。这样,不论别人如何争论不休,而自己才能有自己的定见。

用这种认识指导辨证是着眼病机,指导用药可执简驭繁。如厚朴生姜甘草半夏人参汤证，兼胃虚痰阻、嗳气不除时，原方只加旋覆花、代赭石二味药，即合入了旋覆代赭石汤。又如健脾补气用四君子汤时，若有脾阳虚见证，只加干姜一味，即有辛甘化阳之甘草干姜汤，亦即加用了理中汤。可见，发挥温中健脾作用的是理中汤，而不是单味药干姜。又如《局方》名方五积散系为寒食气血痰五积而设。方中含有半夏、茯苓、陈皮、甘草，此四药即祛痰通剂二陈汤。而若不用陈皮即成了海藏用治伏暑烦渴的消暑丸，从而失去了祛痰作用，进而使五积散失去了其疗痰阻气滞之功，这里造成缺失的已不仅是陈皮一药，而是失去了二陈汤的作用。当然，这不是说按单味药作用进行加减完全不行，而是强调从复方角度加减具有把握整体、执简驭繁的优势。它可有效防止药味加减的随意性，进而防止仅针对症状进行加减，甚至脱离辨证论治单纯对症治疗的情况发生。这是江老所重从复方角度加减的第一理由。

或许有人会说，方由药组成，方之作用不外是药的作用之相加，按单味药作用加减乃扬药之专长，有何不可？这其实忽略了一个大问题，即药物组成方剂后的功效绝非其各自作用的机械相加。这就像组词用字一样，方如词，药如词素，二者有相同处，但绝非等同。"春天"一词，拆成"春"和"天"两个词素后，可分别用其他词素组合，造成与"春天"一词毫无共同意义的许多词，从而失去了原有的意义。药同方的关系亦是如此，不同配伍组合，将产生不同效应，只有从复方考虑，才能真正扬药之长。这是江老重视从复方加减的第二个理由。

读仲景书善从无字处探求，方能得其真谛，这是江老所一再强调的。从复方角度加减，这应当是江老于无字处探得的一大隐秘，求得的一个硕果。

四八　经方有证，时方也有证

有是证，用是方，方证相应等虽然早已成为临床遣方的基本原则。而从实际的普遍情况看，人们多将方证相应这一原则局限于经方。这是因为仲景书每方之出皆紧随条文所述证候之后，临床只要依据条文所列之证，即用下列之方。它看似缺乏了辨证环节，但因条文是先贤无数次临床验证并经提炼后的成果记录，应用者实际上是对成果的享用和践行，故往往效如桴鼓。又因条文内容明确而具体，"可操作性"极强，因而简单易行。千百年来，人们在效仿它、遵循它，将它尊为圭臬的同时，把这种用法简洁地称为方证相应、方证相对、方剂辨证或汤证辨证等。

由于方准确地针对了证，因而只要按条文中所主之证施之以方，即可获效。如只要见到"太阳病，头痛发热、身疼腰痛、骨节疼痛，恶风无汗而喘者"即用麻黄汤，只要遇见"伤寒脉结代，心动悸者"即用炙甘草汤。不仅如此，在有些难解之方的运用时，可以不强调明方义而只需按条文之证遣用。同样，在对一些难解之证，采用辨证论治之法捉襟见肘时，方证相应法也可发挥巨大作用。如咽喉疼痛，且已经到了咳吐脓性分泌物阶段而来诊者，一般早已经西医用抗生素或中医用清热解毒、利咽消肿等法治疗。此时由于病程较长，可见到如咳嗽、咽干、舌燥、倦怠乏力、泄泻、纳差等诸多伴见症，治疗时若再着眼于咽喉治，必重蹈覆辙，且咽喉之外尚有诸多见症当予考虑。而不利咽喉又何以为治呢？我的经验是，这时只需遵"寸脉沉而迟，手足厥逆，下部脉不至，咽喉不利，唾脓血，泄利不止者"直用麻黄升麻汤。本方用药达 14 味，历代医家虽皆有解析，而多有随文衍义之嫌。其实临床只要掌握咽痛、咳吐带脓血的分泌物而又脉沉迟这三个指征，即可放胆使用。这里，采用辨证论治法也许很难找到最有效的方药；同样，若细究该方每味药的组合意义，也很难阐明其真正的奥义。而这并不妨碍该证疗效的获取和该方的使用。因为只要采用方证相应法，则可对这类难解之方进行运用，对这类难以辨治的疾病获得满意的疗效。可见，方证相对法，为经方每一方的使用提供了精准而简洁的使用指征，从而也确立了方证相应治法的临床权威运用地位。

相对于经方来说，时方的使用就有了较大的随意性，甚至人们并没有对时方每个方的主证形成权威性的确认，当然更没有将方证相对作为其临床遣方的必遵原则。这一方面是成千上万的时方中有不少缺乏严格的组方原则，另一方面也因时方每方缺乏精准的对证指征规定。江老认为，时方的许多名方都是秉经方之旨，在长期临床应用中因对某些证候具有准确的应对作用而得以确立的。如秉陷胸汤、十枣汤之旨，演变出的控涎丹、舟车丸、疏凿饮子等；秉白虎汤、栀子豉汤而出的清瘟败毒饮、黄连温胆汤等;秉小建中汤、理中汤而出补中益气汤、升阳益胃汤等;秉竹叶石膏汤、复脉汤而出的生脉饮、天王补心丹等,因而,它们同经方一样,理所当然地应该在方证相对的遣方原则下得到使用。江老甚至通过病机演变,精准地将某时方直接承袭的与某看似毫不相干的经方的关系加以揭示,从而为这些时方立了应用指征(证),如秉小柴胡汤而出的香附旋覆花汤,秉麦门冬汤而出的豁痰丸等。这样,他就把一些通过长期运用,确认其疗效卓著,配伍精良的时方视若经方,并纳入方证相对的遣方原则加以施用。从而确立了经方有证时方也有证,方证相对原则适用于经方,也适用于时方这一临床命题。这既是对经方运用的拓展,也是对时方运用的规范。

这不能不说是江老研究仲景学说的一个创举。

四九　桂枝汤是神方

曾有先贤评议仲景方时说道,《伤寒论》五泻心汤最妙,桂枝汤最神。一个"神"字定论了桂枝汤的独特地位。而其独特在何处呢?最少有五点。

第一,四大经典中除《黄帝内经》以外,其他三大临床典籍均以桂枝汤为首出。《伤寒论》以桂枝汤为首出方,《金匮要略》以瓜蒌桂枝汤为首出方,而尤其值得注意的是,《温病条辨》亦以桂枝汤为首出方。

第二,《伤寒论》处方112首,直接以方名证者,仅桂枝汤和小柴胡汤两方。桂枝汤在《伤寒论》中使用条文达19条,出现在太阳、阳明、太阴、厥阴和霍乱等5篇中,是《伤寒论》中使用条文最多,出现篇章最多的一首方。

第三,经方仅200余首,有桂枝者达60方,其中以桂枝为主药者30方。

第四,桂枝汤加减方,类方及演变方达50余首。有群方之母之称。

第五,使用范围极广,伤寒、温病、杂病均可用到。在内、外、妇、儿、皮肤、五官、肿瘤、骨伤、传染等众多科属的一些疾病中都有着使用的机会。

因而,可以说没有任何一个方可以与之比肩,从而决定了其难以企及的被研究地位。

江老一生对桂枝汤研究极为深入,20世纪80年代即率课题组完成了

"桂枝汤类方证应用研究"，在80年代中期举办的"江尔逊高徒班"开班伊始，即以桂枝汤为重点进行学习，组织了"桂枝汤是止汗剂还是发汗剂"的研究讨论。讨论内容整理成文发表后在学术界引起了较大反响，紧接着又在深入研究的基础上发表了《再论桂枝汤是止汗剂还是发汗剂》的讨论稿。以致学术界有人明确指出桂枝汤研究的引领者在四川乐山。

通过对先师江老桂枝汤理论研究和实践应用的继承学习和梳理提炼，我认为桂枝汤之"神"，除有如上5点表征外，托起这些表征的是该方直切病理基本环节，该方配伍最宜加减演变和该方临床应用范围特广等三个支撑点。也就是说，这是一个问题的两个方面，五个表征是其表面，三个支撑点是其里面。因而，我们只有弄清了这三个支撑点后才能真正了解桂枝汤这个神方。

（一）桂枝汤直切病理基本环节

桂枝汤证的病机总体来说是营卫不和，而其总的作用是调和营卫。营卫是什么？《灵枢·卫气》说"其浮气之不循经者为卫气，其精气之行于经者为营气，阴阳相随，外内相贯"，这里阴阳营卫并称。那么，它们间的关系又如何呢？《难经·三十二难》指出："心者血，肺者气。血为荣，气为卫。"明确指出营卫即血气，可见阴阳营卫血气的不同称谓是因为它们循行和分布的部位不同，并非其本质上有着差异。后来《医宗金鉴》把这种关系径直解释为"以其定位之体而言，则曰气血，以其流行之用而言，则曰营卫"，可见，营卫所赅甚广。张景岳在论述其功能时说："脏腑筋骨居于内，必赖营气以滋之，经脉以疏之；皮毛分肉居于外，经之所不通，营之所不及，故赖卫气以煦之，孙络以濡之。"人体之病未有不先干扰血气（营卫）而起，而桂枝汤正是针对这个基本环节。这是第一点。

桂枝汤直切病理基本环节的第二点，表现在其外证得之解肌和营卫，内证得之化气调阴阳的功能。阴阳是人之根本，我们常讲治病必求于本，本即阴阳。阴阳这个"本"明显地区别于正气为本、胃气为本、后天为本等。它是从人身不外阴阳、营卫、气血的高度来把握的。如前所述，阴阳、营卫、气血又是一体的。因而桂枝汤具有直切人体之"本"的作用。

桂枝汤直切病理基本环节的第三点是"桂枝汤本为解肌"。肌为脾所主，解肌即能理脾。脾为后天之本，水谷传受之脏，营卫生化之源。桂枝本为解肌,即桂枝汤既能滋阴和阳而调理脾胃,进而和调全身阴阳气血,又能逐邪于肌腠。

可见,桂枝汤无论通过哪种途径,总未离对人体根本病理环节的针对。

(二)桂枝汤配伍最宜加减演变

桂枝汤为何会成为"群方之母"?一是因于"药证"。"药证"即一个方中某药同另一种药配伍后在该方中所起的特殊作用。这种作用通常已经不是针对症状而是针对病机的。桂枝汤由桂枝三两(去皮)、芍药三两、甘草二两(炙)、生姜三两(切)、大枣十二枚(擘),共五味药组成。从药证角度看,它有四方面作用:一是辛温之桂枝与甘温之炙甘草配合,起辛甘化阳作用,它益阳而温经,针对虚寒病机;二是酸甘之芍药与甘温之炙甘草配合,产生酸甘化阴作用,它益血而滋阴,针对血弱病机;三是甘温之炙甘草与甘平之大枣配合,加强了补益作用,它益气而养血,针对中阳虚损病机;四是辛温而偏通阳之桂枝,与辛温而偏宣散之生姜配合,加强温散作用,它逐邪而散寒,针对风寒犯表的病机。这种分而侧重的作用点和合而向一的作用面,都集中在对阴阳营卫血气的燮理与调和上。因而使该方具有散而能逐邪,益而能助正,温而能通阳,滋而能益血的广泛作用。正是这种组合的绝妙性使它稍一增减即成另一新方,甚至只需剂量稍做调整即成新方。这是桂枝汤最宜加减演变的第一个原因。

第二个原因是病证。凡病必首犯营卫,而所犯又有深浅兼夹之别。当基本病机仍未脱离桂枝汤病机时,虽有某些新的症状出现,但尚未转入另一证候范畴,这时仲景给出了一系列加味方,如桂枝加厚朴杏子汤、桂枝加附子汤、桂枝加桂汤、桂枝加龙骨牡蛎汤、黄芪桂枝五物汤、小建中汤等。而当病机已发生变化,但其病理基础仍与桂枝汤证紧密联系时,仲景又新出了一类既针对新病机,而又不离调气血、和营卫、益亏损的方剂,如桂枝麻黄各半汤、温经汤、桂枝芍药知母汤、炙甘草汤、当归四逆汤、薯蓣丸等。而当营卫不和已演变为水气不和时,仲景特用28条以述之:"服桂枝汤,或下之,仍头项强痛,翕翕发热,无汗,心下满,微痛,小便不利者,桂枝去桂加茯苓白术汤主之。"这里,一个"仍"字,说明原为营卫不和,而"心下满,微痛,小便不利"则是已转水气不和之征。因此,桂枝去桂加茯苓白术汤成了营卫不和已演变为水气不和初病阶段的用方。而据此,仲景创立了苓桂剂系列方,包括桂枝去桂加茯苓白术汤、苓桂术甘汤、真武汤、苓桂甘枣汤、茯苓甘草汤、防己茯苓汤、五苓散、茯苓泽泻汤等。可见,营卫不和这个基本病机可导致十分复杂的临床症状变化,而直接针对营卫不和的桂枝汤只需随证加减,即能准确针对。这种加减,是入微的,这就导致了一系列新方的产生。

第三个原因是该方临床应用范围特广。

桂枝汤外证得之解肌和营卫,内证得之化气调阴阳之内外兼治的作用,决定了它具有广泛的治疗作用和使用空间。而它调和营卫、解肌祛邪,燮理阴阳、调营护卫,助阳温运、畅旺气血之功,决定了它可治疗四季感冒、虚人感冒、痹证、汗证、心悸、怔忡、奔豚证、慢性瘾疹、虚寒腹痛、虚劳低热、鼻衄、皮肤瘙痒症、冻疮、无脉证、产后疾病、妊娠恶阻、小便不通等数十种疾病。这样广泛的用途在成千上万的方剂中,可以说是绝无仅有的。

不仅如此,由于它针对的是疾病的基本病机,配伍又以"药证"的准确针对,因而极易通过增减演变而产生大量新方,从而进入更广泛的应用空间。如薯蓣丸以桂枝汤治劳,以甘补脾胃而滋化源,以内调气血、外调营卫的组合为基础,加用补气药、补血药、祛风药及调剂药四类药后,不仅广泛应用于"风气百疾"而非单一某病的治疗,同时开辟了对正虚邪恋性疾病应以扶正祛邪为治的治疗大法。并直接开启了四君子汤、八珍汤、十全大补汤等补益方的组方法门。

凡此种种,无不彰显着桂枝汤的独特作用和地位。而太多的独特确实需要一个极为简单明了、高度概括而又准确形象的词加以标示。感谢先贤写出了"桂枝汤最神",好一个"神"字,不仅完全承载了上述内容,而且使之有了活泼泼的灵动气。遂引用为题。倘江老有知,呈稿惠审,想必也会领首的。

五〇　逍遥散应归于和剂

对于有的方剂著作将逍遥散归于理气剂,江老明确表示这是欠妥的,并认为这主要是忽略了该方对于脾的作用所导致的。

逍遥散是北宋《太平惠民和剂局方》所载之方。该方由柴胡、当归、白芍、白术、茯苓、炙甘草等六味药，再加煨姜、薄荷组成，共起疏肝和脾、理气调经作用。所针对的病机是肝郁脾虚，所主之证是胁肋疼痛、头昏目眩、神疲食少、月经不调、口燥咽干、骨蒸劳热等。凡肝胆郁火致胁痛目眩，或胃脘当心而痛，或眼赤疼痛，连及太阳，或妇人郁怒伤肝，致血妄行，赤白淫溢，砂淋崩浊等症，俱可用之。

原上海中医学院主编之方剂学将本方归于理气门，附在四逆散条下，而张景岳在《景岳全书·新方八阵》中将它归于补阵门。《皇汉医学》丛书将本方归于眼目门，用治虚热目昏、血虚劳倦、五心烦热、肢体疼痛、头目昏重、口燥咽干、发热盗汗、食减嗜卧，以及血热相搏、月水不调、脐腹胀痛、寒热如疟，又治失语、营卫不和、痰嗽潮热、机体羸瘦、渐成骨蒸。

可见，各家不仅对逍遥散属于何法有不同归类，在侧重治疗哪科病上也有着不同看法。

那么，当怎样认识这个方呢？

先研究它的药味配伍：方用当归、白芍养血，柴胡疏肝解郁，茯苓、白术、炙甘草健脾渗湿，加姜以助辛开温散，加薄荷以助灵动条达，此二味的加入还寓有照顾木遇寒易枯萎、遇热易发生之意。这里助脾土的一组药在方中起着至关重要的作用。因为肝为木气，全赖土以滋培，水以灌溉。阴血少则肝不滋而枯，而中土虚则气不升而郁。

再从方名看，方中补土药助土以升木，养血药益营以养肝。柴胡入肝经而生发诸阳，所谓"木郁达之"，遂其曲直之性，不仅能使肝木郁滞之气条畅，而且可使因木郁而致之火郁，因火郁而致之土郁，因土郁而致之金郁，因金郁而致之水郁之诸般郁情，俱因源头畅达而悠然得解。"悠然自得"即"逍遥"一词之表现状态，故借之以作方名。

其次，可同解郁名方比较看。关于这点，前贤有将此方与专治气血痰火食湿郁之越鞠丸进行比较者论之最确。如说六者之中以气为主，气行则郁散。前贤在注解逍遥散时说，越鞠之川芎，即逍遥之白芍，越鞠之苍术，即逍遥之白术，越鞠之建曲，即逍遥之茯苓，越鞠之香附，即逍遥之柴胡，越鞠之栀子，即逍遥之加味。但越鞠峻而逍遥缓，越鞠燥而逍遥润。二方均为和解开郁方则是无疑的。

最后，从全方的总体特点看。全方以平调肝气而不失中和为特点。照顾了兼虚者补而和之，兼滞者行而和之，兼寒者温而和之，兼热者清而和之。临床曲尽精湛之妙用。

可见逍遥散是一个标准的和方。而江老对此方是和方还有一份传承内容，那就是师祖陈鼎三在治儿科病时常用此方，在治小儿好哭时更是必用此方。因为本方寓含一阳初升之气，正合小儿稚阴稚阳之体和调之需。

五一　逍遥散与小柴胡汤、四逆散之鉴别

逍遥散、小柴胡汤和四逆散三方均有着和解功能，三方都有柴胡、炙甘草两味药，因而临床常被其"共性"印定眼目而未能得到准确使用。其实三方的组合都针对不同的病因、病机和症状，也就是说三方是有着显著区别的，切不可混为一谈。

首先，从三方的组成看。

三方均有柴胡、炙甘草，而小柴胡汤药虽七味，恰恰仅有柴胡、炙甘草两味为不可挪移之品，其余五味均可随证加减。说明此二药既是小柴胡汤之基础药，也是其他两方的基础药。柴胡输转枢机，开郁透邪，炙甘草调中而和里气，二药构成了调和表里的基础。显然，三方中不同药物的加入，决定了其不同的作用。小柴胡汤因黄芩的加入而有了清泄少阳之功，尤其是参、枣的加入更使全方宣中有补，达到了扶正祛邪的目的。逍遥散加用了当归、白芍养血柔肝，茯苓、白术培补脾土，从而使该方在健脾和营的协同作用下，达到疏肝解郁的目的。而四逆散就不同了，在柴胡、炙甘草二药的基础上，仅加用了泄热下气之枳实和敛阴缓急之芍药，成为有泄无补之方。这样，我们就可清楚地看到，小柴胡汤乃和解少阳、运转枢机、疏利三焦、扶正祛邪之方，逍遥散为疏肝和脾、理气调经之剂，而四逆散则为和解表里、疏肝理脾之剂。三方相同的功能是开郁行气，畅达透邪，而小柴胡赖益气和中之品的配合，逍遥散因养血健脾之品的合用，方能发挥上述作用。二者虽然调补目标不同，而均有扶正祛邪作用，唯四逆散乃有泄无补之方。因而江老认为，与其说逍遥散是从四逆散化裁而来，不如说

是从小柴胡汤化裁而来。

第二，从所主症状看。

小柴胡汤除主"少阳七证"外，还广泛用治热入血室、黄疸、疟腮、疟疾、眩晕、喉痹、耳胀、子痛、瘿气、肾瘅、肾痨、热淋、胃络痛、恶阻、不寐、郁冒、盗汗、虚人感冒、定时发作性高热、定时发作性疼痛、定时发作性咳嗽等疾病。作为和解剂之祖方，它最大的特点是，外感内伤皆治，伤寒杂病皆疗，上下疾病皆适，气血病变皆宜。其作用和地位显然是其余两方所不能相比的。

逍遥散的临床证治已如前述。其突出的地方在于除疗郁证外，对一些妇科和眼科疾病有着广泛的使用机会和突出的临床疗效。

四逆散，仲景用治四逆的同时，列出了或咳、或悸、或小便不利、或腹中痛、或泄利下重等五个或然证。而细究之，这五个或然证均系肝脾气滞、郁而不通、阳失布散、木横侮土所导致。其作用是通过疏肝理脾而达解郁下气、缓急解痉之功。无论后世如何扩大使用，所治之疾均未超越这个范围。

可见，三方虽同为和解剂之名方，而其应用范围和所居地位均是不可同日而语的。

和法是一个十分宽泛的治疗法则，这里涉及此三方的"和"主要有两种含义。一是针对外感病在半表半里时，另一种是内伤（含伤寒、杂病）气机阻滞，肝脾不和。当然《伤寒论》中还有另一种和法，那就是用较轻之药以治疾病。如辨霍乱病篇"吐利止，而身痛不休者，当消息和解其外，宜桂枝汤小和之"。"消息"即有试探的意思。细究小柴胡汤用柴胡达半斤、炙甘草三两，而四逆散中柴胡、炙甘草仅各用十分，五个或然证随证所加之药亦仅用五分，这除了说明四逆散属仲景轻药以和之剂外，我们还可以悟到，对于因"四逆"而用四逆散时有试探之意。因为若将虚寒内盛、阳气衰微而致的厥逆误作热郁气阻治，不仅贻误病情，甚至可导致生命危险。而在一时尚难确定时，以四逆散先行试治。由此我们可以赋予四逆散另一临床用途：对厥逆等疾病的试探使用。

五二　三仁汤的六条解读与四种应用

三仁汤是临床常用的一个方,江老对此方有着极为独特的理解。这可以从他对本方的不同解读和创新运用两个方面加以体现。

三仁汤出在《温病条辨·上焦篇》,由杏仁、滑石、白通草、白蔻仁、竹叶、厚朴、生薏苡仁、半夏等八味药组成,用治湿温、寒湿。

对此,江老有着如下的解读:

1. 本方出在上焦篇,故主要作用在上焦,病位在太阴,落实在脏腑,即脾、肺。它和中、下焦湿温是不同的。但它是否就只治上焦呢?那倒不是,这要从肺脾生理病理去理解。如脾居中而运四旁,肺通调水道。故虽然吴鞠通只讲上焦,而其治却不仅限于上焦,乃至不限于温病。这个机制很重要。

2. 方证相对的应用原则适用于经方,也适用于时方。原文所列"头痛恶寒,身重疼痛,舌白不渴,脉弦细而濡,面色淡黄,胸闷不饥,午后身热,状若阴虚,病难速已"就是该方所主之证。但有时证有不同而只要病机同也可用,根据病机可扩大应用范围。

3. 湿为主是本方的证候特点。湿性黏腻,脾主四肢、肌肉,肺居上焦,主一身之气,又外合皮毛,胸中为清阳之地,湿犯脾肺则可导致湿郁清阳,气化不宣,这是引起上述一系列见证的病机。

4. 治法主要是轻开上焦肺气,气化湿随之而化。这是本方的治疗机制,也是中焦用五加减正气散,下焦用宣清导浊汤显著的不同之处。

5. 吴鞠通在罗列了该方所治之证后,明确告诉"长夏深秋冬日同法"。这句话说的是时令的灵活性,既然时令能灵活,运用范围应该也能灵活。有是证用是方,有此病机亦可用此方,这就是灵活。

6. 不能说三仁汤是湿温之代表方,正如不能说五加减正气散是湿温的代表方一样。因为对湿温的治疗三仁汤仅作用于上焦,五加减正气散治在中焦,而即使中焦都只能代表湿偏盛,当热偏盛时则有黄芩滑石汤等。

江老在对本方作出了如此深入独到的解读后，又对其运用作出了创新。

　　这种创新表现在四个方面：

　　一是常用桔梗易白豆蔻。白豆蔻味辛，性大热，主积气、呃逆、反胃、消谷下气，是温化中焦寒湿之药。在方中的作用和地位不能与主治上焦、开宣肺气之杏仁等量齐观。当热偏盛时即可不用。因证有津伤，而白豆蔻是燥湿药，这时可改用桔梗。桔梗味辛微温，主入肺经，《神农本草经》载其"主胸胁痛如刀刺，腹满肠鸣，幽幽惊恐悸气"。可见其主上焦又兼入中下焦，而此药尤宜在此时取代白豆蔻，还因于它的另一种特性"药之舟楫"，以其清轻灵动之性而载药上行入肺。二药均有宣肺作用，只是轻重和归经有别。因而，凡舌苔不是水汪汪状或黏涎附着者，多以桔梗易白豆蔻。

　　二是舌苔为用本方的重要指征。舌苔一定要厚腻，而舌苔厚腻不一定均是三仁汤证。因为治湿有燥湿、化湿、利湿之分，各有代表方。平胃散是燥湿，五苓散是利湿，《温热经纬》的甘露消毒丹是芳香化湿，胃苓汤是既燥湿又利湿。

　　三是可加用附片、干姜。若素体阳虚，感受湿热之邪，而成阳虚湿热证者，表现为面白畏寒、脉微苔厚，或用清热利湿药不但无效，反而加重者，乃为湿盛阳微之证，此时以三仁汤加附片、干姜以治。

　　四是极大地扩大了该方的应用范围。仅以常用者计，即有如下数种：①外感或杂病，凡舌苔厚腻而口不渴，食少纳呆者；②高热退后恢复期，苔腻纳呆者；③外科手术后，肠功能紊乱，苔厚腻而纳呆者；④急慢性肾炎、蛋白尿，或尿路感染，或肾衰竭，苔厚腻者；⑤急慢性肝炎，或过食肥甘，苔厚腻者；⑥肺气肿、肺心病表现为痰多、苔厚腻之痰浊阻滞者；⑦慢性胃肠道疾病，苔厚腻者；⑧阳痿而苔厚腻者（因湿邪郁阻致"大筋緛短，小筋弛长"）。江老特举一例：其乡里一小孩，因蛋白尿不消，于多座城市之大医院治疗完全无效，家长唯恐活动加重其病情，终日令其静卧。后以推车送来诊治，见其舌苔厚腻，遣用三仁汤加味，持续服用，舌苔渐化，而复查其顽固性蛋白尿亦完全消失。

五三　栀子豉汤方证释疑

栀子豉汤在《伤寒论》中共出现 6 个条文。其中太阳病篇出 3 条,阳明病篇出 2 条,厥阴病篇出 1 条。全方仅两味药组成,即栀子 14 个,豆豉 4 合。一个药仅两味,却出现在三经中并占了 6 个条文的方,在《伤寒论》里是不多的。因此称得上是经方中的一个名方和常用方。但人们在对条文的解读和临床应用中都存在着一些差误。这些差误可以从 30 多年前一位医者给江老的求教信中清楚看出。江老研究了信中内容并做了条分缕析的回答。这些回答基本可以帮助我们搞清栀子豉汤的理论认识和临床应用。具体有如下六点。

1. **关于虚烦**　这是该方的主证。6 个条文中有 3 条提到虚烦。另 3 个条文,一言懊忱,一言"烦热胸中窒",一言"心中结痛"。虚烦是由无形之虚热内扰致胸中烦乱,精神不能任持,闷胀不畅,食睡难安的一种自觉症状。而懊忱是心中烦郁难耐,坐卧不安,比虚烦更甚之表现。"烦热胸中窒"侧重胸内胀闷痞塞,"心中结痛"则是塞闷并有一些纠集隐痛的感觉。显然 6 条都有虚烦,可以说虚烦是本方的首要应用指征。而有的人在表述本方时经常提到虚热不尽。这样将"虚热"与"虚烦"混淆,极大地曲解了原意。因为"虚热"是阴阳气血不足而引起的发热症状,见于外感内伤多种疾病中。因而江老认为,这种提法不仅是表浅的,也是不确的。

2. **关于是否属吐剂**　江老明确地说,几十年用此方从未见药后呕吐者。况原文中谓"发汗后,水药不得入口为逆",说明原病已有呕吐症状。而其所治之证,仲景还特别在前面冠以"发汗吐下后",显然原文根本没有致吐的意思。因而决不能将之归于吐剂。

细究将此方归于吐剂的原因:一是豆豉腐而致吐,涌吐剂瓜蒂散有豆豉,因而有豆豉的栀子豉汤也应属吐剂;二是病人本身就有呕吐症状,吐后阳气得伸,病即痊愈。栀子豉汤助阳气伸达,顺应了病情,而非通过致吐以愈病。可见将本方归为吐剂的理由,前者属附会,后者属误判。

3. **关于是否致便溏**　仲景云"凡用栀子汤,病人旧微溏者,不可与服之",一个"旧"字,说明指过去。因此,如果病人常便稀,则不宜用此方。

此处属交代本方禁忌证,而不是说该方可致便溏。

4. 关于阳明表证 柯韵伯有"阳明初病在里之表"之说。江老认为凡病在胃之外者都是阳明表证,因为栀子豉汤之病位在胸膈,故属阳明表证。并认为柯韵伯将 221 条栀子豉汤证称为阳明半表半里证,就是因为邪气不在营卫而已入里,病虽已入气分而尚未入胃成里实。"病在胃之外"这一简要表述,对于认识栀子豉汤证是阳明病中的一种初病类型,可起提纲挈领的作用。

5. 关于栀子当生用还是炒用 栀子豉汤中栀子当生用还是炒用的问题,仲景未明言。但《神农本草经》言栀子生用泻火,炒用止血。而该书是仲景成书的主要参考著作。据此,方中栀子应生用。江老用药极慎重,为防苦寒伤脾,临床也常炒用。

6. 栀子豉汤是否属茵陈蒿汤的类方 茵陈蒿汤属清热利湿剂,主要用治湿热黄疸、腹满而二便不利者。本方属清热除烦剂,主要用治虚烦懊恼、胸中窒闷者。因此,江老认为本方不属茵陈蒿汤类方,而将枳实栀子汤归属于茵陈蒿汤之类却是可以的。

五四 莲枣麦豆汤治盗汗

盗汗证,临床甚多。此证之治,江老每遣莲枣麦豆汤,尤其是小儿。该方载于陈修园《医学从众录》卷六,在《回生集》《奇方类编》《种福堂方》等书亦有刊载。修园在用当归六黄汤补阴清火以疗睡而汗出、醒而汗收之盗汗证时,特在段末补载了两方,一为黄芪豆汤,一为莲枣麦豆汤。黄芪豆汤药仅黄芪、马料豆,而本方由莲子 7 粒、黑枣 7 个、浮麦 1 合、马料豆 1 合组成。原方仅在方名下注"治盗汗方"四字。这对理解和运用此方带来了困难。而江老仅一句话即做了明确解析,那就是"治阴虚盗汗不宜用当归六黄汤之苦寒者"。根据这个原则,临床配以牡蛎散后用治火热不重或无火热见证之盗汗,疗效确实佳良,尤其用于小儿。

值得注意的是,两方均用马料豆,说明该药是主药。很多书中说马料豆是黑豆,而江老用的是胡豆,即蚕豆。该豆为喂马之主料,或许其名正源于此。马料豆究系黑豆还是蚕豆,笔者未考,而以江老之用蚕豆确实有效。

五五　补中益气汤治腰痛

20世纪80年代中期余侍诊时,江老治一30余岁青年女子,自诉腰痛月余,初绵绵疼痛,渐至疼痛加重,坐卧难宁,已于成都和本地多所医院中西医治疗,完全不见减轻。老师诊毕,沉思良久,乃问其从事何种工作,答曰车工。每日上班必站立整整8小时,回家后接着有大量家务事需要做。江老立即判曰,此乃劳伤腰痛。《素问·宣明五气篇》云"久立伤骨",此之谓也。而久立非只伤骨,亦必耗气,于是开了一剂补中益气汤加味,令服3剂。1周后病人以他病来诊,喜形于色地说,上方服完2剂,痛已减轻十有八九,服完3剂,疼痛全止。

人皆知辨证须准,但怎样才能准呢? 四诊合参太重要了。而其中致病之因常未受到应有重视。特别是当今社会发展,产生了大量新异工种,加之环境因素剧变,空气污染严重,食品安全度下降,精神紧张度增高,过度治疗及药物的滥用等,常为医者所忽视,而这些因素有时却是直接病因。抓准这些因素在具体病人身上所起的关键性致病作用,不仅要求医者有过硬的临床功底,而且要有活跃的临证思维能力和高度的洞察力。这是对"九问旧病十问因"的遵循和发展。江老用补中益气汤治疗腰痛获得良效,正体现了对中医学术的遵循与发展。

五六　归脾汤治疗十二指肠溃疡

早年我曾治一青年女子,胃脘疼痛,发时疼痛难忍,捧腹嚎叫翻滚,以吗啡注射仍不能止,我见其喜以热手按压,而辨为虚痛,投参苓白术散加味,服下剧痛即止。后遇此类患者,悉用该方,但却有的有效,有的无效。后读《诸病源候论》,感与书中"阴气在内,寒气客于足阳明手少阴之络,令食竟必饥,必为之痛,故谓之饥疝"相近,因为这里"疝"指阵发性脘腹疼痛之类。益感从虚寒辨治是有其病理依据的,但终未形成定见。

后侍诊于江老时,见其每治十二指肠溃疡、胃溃疡时多径投归脾汤而收良效。暗想这同我用参苓白术散大法不是相同吗?而为何用参苓白术散常有不效者。一日我带着这个问题请教江老,一番精彩论述令我茅塞顿开。

江老说,十二指肠溃疡与胃溃疡略有不同,前者常于食后3~4小时疼痛发作,后者每于食后0.5~1小时疼痛发作,故前者食前痛,后者食后痛。因此,从理论上来说,十二指肠溃疡属虚证,而胃溃疡属虚实夹杂证,但它们都属虚痛。属陈修园在《时方妙用·心腹诸痛》中所说"虚痛,即悸痛,脉虚细小或短涩,心下悸,喜按,得食少愈,二便清利,宜归脾汤加石菖蒲二钱……"的一类证候。该证有久发不止,饥时则作,喜温喜按,得食痛减等特点,且多有倦怠神疲,心悸气短,面白少华,出血黑便,食少纳差,睡眠不好等临床症状。《黄帝内经》云"二阳之病发心脾","二阳"指阳明,说明此病是阳明胃经影响了心脾。且"思则伤脾",观十二指肠溃疡与胃溃疡患者多系脑力劳动者或精神抑郁者,可见本病病位在阳明胃经,发病多因思虑伤脾,而各种症状多为心脾亏虚所导致,因此,属典型的归脾汤证。使用归脾汤是针对心脾亏损,气血不足,溃疡病灶失于温养,致不荣则痛这一总病机。所不同的是,胃溃疡属虚中夹实,每有胃气不和见证,用归脾汤时可随证加入柴芍之类。

此病之治自秦伯未出黄芪建中汤以来,人皆宗之,原为对证。但溃疡多有出血,方中桂枝乃辛温发散之品,最易动血,故无出血倾向者,用之可也。若有出血倾向者,改投归脾汤既对证,又无动血之弊。出血不可仅凭黑便深浅判,因为少量出血是见不到黑便的,而长期慢性出血会不断加重病情,因而必须警惕。临床除据脉症判断外,可做大便隐血检查,一旦发现,可于方中加入白及、仙鹤草、海螵蛸等。

老师之言,醍醐灌顶。参苓白术散到归脾汤,一步之遥而千里之谬。这是一切阔论高谈所无法企及的。因为它不仅表现为一种基因复制式的传承模式,更体现了一种血脉输注式的育人精神。

五七 《古今录验》续命汤是治疗风痱之神剂

江老治疗四肢突然瘫痪，或全身突然软弱无力，手无握力，步履蹒跚，身体转动困难，而却并不昏迷的一类患者，常用《古今录验》续命汤，且屡获捷效。

后知这是江老从陈鼎三处学来的。早年江老侍诊陈鼎三时，见凡是这类病人均用此方取效，遂产生了浓厚兴趣。在翻阅此方出处《金匮要略》中风历节病篇时，也仅见载于篇末之附方中。原文为"治中风痱，身体不能自收，口不能言，冒昧不知痛处，或拘急不得转侧"。一个附方竟能有如此神奇的作用，江老向师祖讨教缘由时，师祖仅以此方妙不可言作答，故终未明其究竟，而这并不妨碍对此方的应用。中华人民共和国成立后，江老调入了综合医院，在参与病房工作时，常遇到一些西医诊断为吉兰-巴雷综合征、急性脊髓炎的患者，此类病人临床症状与风痱见证完全相符。西医治疗基本无效，多请江老诊治。而每投《古今录验》续命汤一用即效。

为什么此方能有如此疗效呢？方书多以"攻补兼施，扶正祛邪"作释。但发病多在骤然，药后又可立即霍然的病况却不是"攻补兼施，扶正祛邪"这一治疗法则所能解释的。那么，当怎样挖掘方中奥妙，破解方中密码呢？江老从三个方面加以解说。

一是从经典获取答案。从《素问·太阴阳明论》中找到了病位关键。"四肢皆禀气于胃，而不得至经，必因于脾，乃得禀也。今脾病不能为胃行其津液，四肢不得禀水谷气，气日以衰，脉道不利，筋骨肌肉皆无气以生，故不用焉。"脾胃同守中州，为人体气机升降之枢轴，脾升赖阳气之助，胃降赖阴气之滋，脾胃升降不息，四肢方能获水谷之气而灵动自如。一旦这种升降失司，气机郁阻，则四肢不得禀水谷之气，必立即弛废而不用也。杨上善在《太素》中将"四肢皆禀气于胃，而不得至经"之"至经"直接作"径至"，说明脾胃升降失司犹运输道路之阻塞，营卫津液无法布达是此病之关键。如此，病位在中州，病机在气机升降受阻当无疑义了。

二是从药用破解密码。该方由麻黄、桂枝、当归、人参、石膏、干姜、甘草、川芎、杏仁等药组成。方中干姜、石膏是起主要作用的两种药。干姜辛温刚燥,顺应脾喜刚燥之性,振奋其功能,恢复脾温通升阳之功。石膏微寒而凉润,质重而沉降,顺应胃喜柔润之性,助胃气沉降之功。二药恢复气机升降,调理脾胃阴阳,发挥执中州以运四旁之功。方中麻黄作用不可低估,此药通利之功极强,不仅能使阻滞于肌腠、经脉之邪得通,在与杏仁配伍后直宣肺气,肺主一身之气,肺气畅则经脉利,从而使气机升降功能得以恢复。桂枝和营血而助温通。至于芎、归、参、草调补气血,从旁助力而已。

三是从针灸病案中找到了借鉴。早年江老跟师承淡安时,承老曾给他讲了一个病案。此病人四肢痿废日久,承老从各种思路取穴针刺均不见效果。后突然想到《素问·太阴阳明论》"脾病而四肢不用",乃恍然大悟。独取有"脾之大络"之称的大包穴,终将此病治愈。承老乃一代大师,在临床百无依凭时,靠抓住"脾"这个关键,终克疑难。《古今录验》续命汤用之即效,必是输转了脾。而这一认识与前两点又完全吻合。前贤启迪在此方破解过程中所起的作用微妙而深沉。

本方对我来说是一个独具传承意义之方。首先,此方是师祖陈鼎三于不被人注意甚至不被人承认是仲景方的附方中发掘而出,继而经老师江尔逊历验其效,独释其理。而我在承接了先师祖、先师的宝贵遗产后,在经治多例西医诊断为吉兰-巴雷综合征、上行性瘫痪的患者,确认其为治风痱的神效方后,又有了一些发扬。这些发扬主要体现在两个方面。

第一是扩大了应用病种。我将此方扩大到了精神病治疗。20世纪80年代中期,我遇一中年男子,从综合医院精神病房住院一个多月无效出院来诊。该患者因家庭纠纷突然昏蒙、瘫痪、语言不清,以心因性反应症入院。入院后经中西医综合治疗,症状不见减轻,遂自行出院来诊。由家人架入诊室,只能极缓慢地坐下,身子不能转动,抖颤强直,手不能捏握,语言喃喃不知所云,口中清涎不断淌滴,压舌板伸入口中,见其舌红水津,黄厚苔,脉数弦而滑。因思此证完全符合"身体不能自收,口不能言,冒昧不知痛处,或拘急不得转侧"之风痱征象,乃用《古今录验》续命汤加胆南星。不料仅仅服药两剂,患者即不需家人陪护,自行来诊。第三诊时患者已能对答如流,前后五诊而愈。有了这例经验后,凡遇神志并未昏迷却视听茫然，语言含混而不知所云，能颤抖站立而不能转动身体，口张合困难而清涎淌滴的一类患者，均以此方治之，而悉收满意效果。

第二是发现其可用于风痱之后遗症。风痱一般而论收效甚速，较少有后遗症，但有时却也有后遗一些症状且难以消失者。当这些症状已完全不具《古今录验》续命汤所主证候时，能否再用该方？回答是肯定的。

一名急性脊髓炎患者，4个月前因突然四肢瘫软，口不能言于广州入院。经住院诊治月余，上症大部分消失，但自此大便完全不通，一直靠打入开塞露后，再用力努挣到大汗淋漓方可排出。平时小便淋沥，肛门紧束，收缩牵扯难受感持续不已，历经中西治疗3个多月完全无效，不得已回川于我处求治。诊其手足掌心瘀暗，指趾挛急痛，行走蹒跚，脉细，舌正无异。考虑证由风痱而起，虽已无风痱之征，但其后遗便秘等症，广州医院必已遍用通下诸方，不可再蹈覆辙。既为风痱所致，仍可用风痱之方。遂以《古今录验》续命汤3剂一试。不料服完3剂，患者喜形于色来诊，不仅大便完全通畅，且肛门收缩扯牵难受感也完全消失，现仅小便淋沥不畅，考虑为气化不周所致。改用肾气丸加味，不料药后前证复作，急令停服肾气丸，改用《古今录验》续命汤，一用即灵。坚持服用后停药，至今已过数年，从未复作。

这是在继承中实践，在实践中发展的传承之路。更为可喜的是，这个方在我的传承一代中又获得发展。有代表性的是西安交通大学第二附属医院肾病专家孙万森，他是第三批全国优秀中医临床人才、主任医师、陕西省名中医，他在跟我学习过程中学到了此方，在见到内科病房吉兰-巴雷综合征西医治疗无效时，主动提出用中药试治，不料一治即效，后连治数例，个个成功。此后该院每收到此类病人时，即邀其诊治，使之成为该院治疗此病的圣手，从而使本方在新的时代大平台上绽放着专病专方的光芒。

此方的传承太具思考意义了。

首先，师祖陈鼎三从附方中读出了神方。这里，字斟字酌、潜心苦读是最初步的要求。它还需要另辟蹊径、敢于实践、勇于探索、敢于创新等精神，而师祖正是完全具备了这一切，才"刨"出了这个硕果。

第二是老师江尔逊，阐幽发微，破译密码，传播使用，使该方在理论清晰、方义明确的情况下被学生群体广泛使用,发挥了接力赛中关键传棒手的作用。可以说无江老,则此方之功难以彰显;无江老,此方纵然有用者,也只会在不明方义,"依样画葫芦"的初级阶段使用。

当我辈接过此方后,则未敢忘先辈之功,奋而不断研究之,拓展之;未敢忘先辈之无私精神而尽力传播。

而这一切或许就是本方得到弘扬的原因吧。

五八 小柴胡汤是治疗三焦久咳不愈的通剂

江老一生研究仲景学说,但也十分注重融汇百家,从无门户之见。对一些医家的精辟理论和临床经验十分推崇,常于临床中体验,一旦发现屡用屡效者,则作为宝贵经验加以推广。小柴胡汤治疗三焦久咳不愈,就是这种经验推广的一个例证。

唐容川是江老极为赞赏的医家之一,他以小柴胡汤治疗三焦久咳不止的经验亦是江老竭力推广的经验用方之一。

唐氏据《素问·咳论》"久咳不已,则三焦受之,三焦咳状,咳而腹满,不欲食饮"的经文记载,认识到三焦咳嗽具有三大特征:一是久咳不止,迁延不愈;二是咳而伴有腹满纳差之脾胃症状;三是具有外寒内热、气机升降受到干扰的病机。从而采用小柴胡汤治疗,在获得良效后,将这一成功经验书于《血证论》中加以推广,并以展示成果般的笔触写道:"兹有一方,可以统治肺胃者,则莫如小柴胡汤……盖小柴胡汤能通水津,散郁火,升清降浊,左宜右有,加减合法,则曲尽其妙。"

江老在借鉴唐氏经验后,将郁火弥漫肺胃定为三焦久咳的病机,将邪气"聚于胃,关于肺"作为三焦久咳的病位,将小柴胡汤能出表入里,转动枢机,散寒泻热,透达膜原,疏利三焦,作为其治疗三焦久咳的机制。将小柴胡汤是三焦久咳治疗通剂的临床地位加以确定。从而不仅使唐容川的这一宝贵经验得以传承,并使之发扬光大。

五九　豁痰丸可疗痰热壅肺、气阴两虚重危证

豁痰丸是江老在时方中发掘出的一个有着抢救作用的方子。该方出自唐容川《血证论》卷八。全方由当归、知母、天花粉、前胡、麦冬、杏仁、枳壳、桔梗、射干、瓜蒌仁、石斛、甘草、竹沥、茯苓等药组成。用量除瓜蒌仁、枳壳、甘草为3g，桔梗、知母为6g外，其余俱为10g。临床运用则仅于方后书"轻清润降，为治痰妙法"九个字。

该方不仅制方者无详细应用范围，无主治病证及加减变化等内容说明，也未加特别推崇介绍，甚至药味上还略显庞杂，因而长期以来使用者并不多见。江老在研究此方时却独具慧眼地看到了其寓有麦门冬汤清养肺胃、止逆下气的治法。并由此想到因上焦热灼，痰热壅肺，肺胃气阴两虚，咳逆上气之肺痿证。该证用麦门冬汤药力总显不够，此方正可弥补。于是，将本方应用于治疗肺痿类疾病，收到了十分良好的效果。不仅如此，在经历了多例咳嗽气急、痰涎壅盛、高热昏迷、气管切开等危重病人的成功救治后，确认了该方对痰热壅肺、津伤危候者具有抢救作用。

如一例中年女子，因手术后产生败血性休克，并出现突然性痰涎阻塞而致呼吸骤停，经气管切开挽回了生命，但管端不断涌出痰涎，且越来越多，须用电动吸痰器不断抽吸。西医以大量抗感染药物对症治疗，痰涎丝毫不减。病人处于半昏迷状态，气急咳喘，请江老会诊，诊为肺痿，辨为痰热壅肺、气阴欲绝之危候，处以豁痰丸全方合生脉饮。药后痰涎大减，咳喘减轻，高热减退，全身情况明显好转。仅服完3剂即撤除吸痰器，续用至十余剂，咳吐痰涎完全消失而出院。

几年前我治一例80多岁的老年患者，因咳喘不止数年，近症状加重住院。检查发现肺间质纤维化、继发性肺结核、肺部感染，此外尚有脑梗死、冠状动脉粥样硬化性心脏病等多种疾病。住院期间咳喘症状不但不减，反日渐加重。病人喘咳至张口抬肩，气无法接续，无法连续成句说话，痰鸣哮喘声同室可闻，黏涎浊痰不断，而咳出费力，昼夜不停。近两日出现语言错乱，神志昏蒙。西医一直吸氧、抗感染、激素、对症及支持治疗，症状完全不见减轻，也曾用中药多剂，仍无效果，请我会诊。这是一例喘、哮、

咳三证并见且有痰迷神昏之危重患者。其痰热壅肺而哮喘咳急，痰热扰心、干犯神明而昏愦。长期火热煎熬，复因张口喘息而致津伤液耗。故辨为痰热壅肺，肺燥津伤之肺痿危证。处以豁痰丸加味：

当归12g、知母15g、天花粉12g、前胡15g、麦冬12g、杏仁15g、桔梗12g、茯苓20g、射干20g、瓜蒌仁20g、石斛10g、甘草10g、陈皮10g、牛蒡子20g、半夏10g、人参10g、竹沥100ml（兑服）。水煎服，日1剂。

上方服完5剂，诸症大减，又服5剂，痰已极少，静坐时已不再哮喘，对坐已不闻痰鸣声，神志清楚，精神饮食已基本正常，带药5剂出院回家。

豁痰丸看似药味平淡，而确如唐容川所说"为治痰妙法"。临床使用时需特别注意三点：一是审证时痰必黏涎，牵丝不断；二是原方剂量偏轻，必须加大（这恐同当今药品质量不及过去有关）；三是竹沥用量必须要大，且不能以他药代替。而竹沥现在市售瓶装，真伪难辨，有条件者最好自取苦竹，将一端削呈撮箕形，然后持竹将其上段放火上烧烤，让竹沥从撮箕口流出。这种鲜竹沥质量纯真，疗效可靠，一般一剂药不得少于50ml，抢救危症时可用到100~200ml。

该方，江老首先是发掘了它同经方麦门冬汤的深层次关系。同为下气止咳，同属轻清润降，同能益肺降火，同可涤痰止喘，因而同可用治虚火炎甚，气阴两亏之肺痿。而麦门冬汤力逊，豁痰丸因此具有优选地位。

第二，发现了本方可疗急重证，并具有十分肯定的抢救作用。

第三，确认了竹沥为不可取代之品。关于此点，江老为亲身体验得来。他年轻时体弱，忽一日咳嗽，且牵引胸部疼痛，呼吸、转体皆掣痛不已，痰多而涎黏，牵丝不断，咳吐困难，口中干渴，喉中痰鸣，喘哮不已，卧于床上，不能动弹。师祖陈鼎三据证处以豁痰丸，因无竹沥，以鲜萝卜汁代之，而药后症不见减。后寻得苦竹，烧取竹沥半碗加入，药后仅半日，诸症得减，次日能知饥而起床进食。循方再服两剂，竟诸症消失，调理而得康复。自此，豁痰丸中不仅竹沥为不可取代之品的地位得以认识，并且用量也不是原方中的与诸药等同，而需用50~100ml，大于其他药味用量的经验也得以形成。这真应验了两句古诗：纸上得来终觉浅，绝知此事要躬行。

我在承接本方后有一个新的感悟，即对方名的解读。方名豁痰丸，

"豁"即什么也不顾,倾全力的意思,而"痰"即本方专门之针对。合而解之,即应当不受庞杂因素的掣肘而只管治痰。根据这一认识,对凡属痰热壅肺伤津的危重病人,均敢于甩掉大小框框,径直投以此方,从而使该方在哮、喘、咳、肺痿、肺痈及西医之慢性阻塞性肺疾病等诸多疾病中发挥了广泛的治疗和急救作用。

六〇　止咳方首推金沸草散

金沸草散是一首见于多部医著,而每书所用药物又不尽相同之方。载有这首方剂的名著即有《千金翼方》《太平惠民和剂局方》《类证活人书》《伤寒全生集》及《普济方》等,而后世多宗《类证活人书》或《太平惠民和剂局方》。《类证活人书》载方由旋覆花(即金沸草的花)、前胡、细辛、荆芥、半夏、炙甘草、赤茯苓、生姜、大枣等药组成,《太平惠民和剂局方》则于上方去细辛、赤茯苓,加麻黄、赤芍。无论诸书药物组成有哪些变化,总以疏散风寒、宣肃肺气为治疗原则。因而,这是一首看似无多大奥秘可谈的方剂。

而江老对此方的临床应用却有数点金针度人之处。

第一,不把此方的使用局限于外感咳嗽,更不局限于风寒咳嗽。江老临床观察咳嗽一证有时是难以明确分清表、里、寒、热、虚、实的。当此之时,无论新感、久咳,俱可遣用本方。曾有患者咳嗽持续不止3个多月,干咳喉痒,中西治疗不效,用此方合止嗽散,服之即愈。

第二,老少皆宜。曾用治1岁多患儿,咳嗽频发,羸瘦腹泻,用本方合五味异功散而取效。也曾用治80多岁老翁,咳而喘息不止,用本方加苏子降气汤而愈。

第三,用于因误治而致咳嗽迁延不止者。江老发现不少病人因干咳无痰,屡经润燥止咳治疗无效,或屡用多种抗生素无效者,使用本方可获得满意的疗效。并因此而感叹地说,这若同书本上的描写相对照是难以理解的。

第四,从复方角度进行极为灵活的随证加减。如咽痛加金银花、连翘、马勃，即仿加入了银翘马勃汤；痰黏涎加瓜蒌仁、浙贝母，即加入了瓜蒌贝母散；哮喘痰鸣加葶苈子，即加入了葶苈大枣泻肺汤；气急恶风，加桂枝、厚朴，即仿加入了桂枝加厚朴杏子汤；久咳痰稀、头眩，加桂枝、白术，即仿加入了苓桂术甘汤；纳差神疲加人参、白术，即仿加了六君子汤；咳而甚者，加紫菀、百部，即仿加入了止嗽散；定时咳嗽或口苦咽干者，加柴胡、黄芩，即仿加入了小柴胡汤；泡沫痰多，加陈皮，即合入了二陈汤；哮喘较甚，痰鸣声响，加紫苏子、白芥子、莱菔子，即合入了三子养亲汤；热象明显、少痰干咳者，加桑白皮、地骨皮，即仿合入了泻白散……在全方应用时，皆加桔梗以开肺祛痰。而除非有表寒实邪，或哮喘，或为冬日，一般均不用麻黄、细辛。里证明显者，可不用荆芥、前胡。

第五，白芍、甘草为必用之重要药物。本方各书所载除少数不用芍药外，多数方中均有赤芍。而江老受西医咳嗽每由支气管痉挛导致之启发，认为同理可推，舒其挛急即可使咳嗽得止。而芍药甘草汤可因解痉而治脚挛抽筋，腹挛急疼痛，必也能解气道之挛急而止咳。西医尚有以甘草片止咳者，故芍药、甘草为必用之重要药。只是古用赤芍，今多用白芍，因赤芍偏于活血，白芍更长于柔缓而解痉。此外，重用芍、草还有另一层意思，即方有荆芥、前胡发散，而芍、草可敛阴，这就与桂枝汤辛甘化阳和酸甘化阴，外可散发，内可和营的组合意义有点相似。

能对此方做如此深度而别开生面的解读，乃因于一句话的启发。江老青少年时曾多次患病，一日忽咳嗽不已，虽服六安煎、止嗽散、杏苏饮等多方总不见效，且咳嗽日剧，咽喉发痒，一痒即咳，已半月余不得止。后阅陈修园《医学从众录》见"轻则六安煎，重则金沸草散"。服六安煎咳不得止，且非重者？遂开金沸草散煎服，不料一服即效，连服数剂，顽咳竟愈。自此开始应用此方。应用中发现不仅止咳效果好，而且所止咳嗽不论新感久发，乃至咳而兼见哮喘，俱有良效。于是，在使用中感悟，在感悟中提炼，这才将一首普通方读出了如此之精彩。

这里，我们不仅学到了一个止咳的良方，从术的层面得到了收获，更从怎样苦读、善思和践行上看到了大师踽踽前行的背影，从而获得了道的层面的教益。

六一　创眩晕特效方——柴陈泽泻汤

本文介绍江老创制的眩晕特效方柴陈泽泻汤。大凡言"创"者，必始于感原有之不足，而终于获超前之效果。其间的所思所作所为所获即为"创"。

江老临床见时医一遇眩晕或用泻火，或用补益，或用祛痰蠲饮，或用和胃降逆，或用平肝潜阳，或用养阴息风，但疗效均欠佳。因此，江老一直在摸索一条突破之路。这种摸索在自己几次发作眩晕的过程中获得了初步进展，并在日后的临床不断验证中逐步得以完善。

江老每次眩晕初起，总感一股热气上冲，随即开始天旋地转、视物昏花、恶心欲呕、耳鸣、耳聋，由此想到了少阳病，口苦、咽干、目眩，乃其主证，耳为少阳经循行部位，本证必与少阳火动风生紧密相关。同时，从《伤寒论》171 条、142 条，太阳、少阳并病之眩晕用针灸治疗的记载中悟出眩晕可从经络论治。眩晕皆属于肝，而厥阴又与少阳为表里，因而将选方落在了极擅清解少阳的小柴胡汤上。在进一步的文献研究中，江老发现，不仅《伤寒论》有苓桂术甘汤、真武汤疗痰饮眩晕。《金匮要略》痰饮咳嗽篇更有多个条文将眩晕之病因归于痰饮，选用苓桂术甘汤、小半夏加茯苓汤、五苓散、泽泻汤、桂苓五味甘草去桂加干姜细辛半夏汤以治，该篇还特别提到眩晕因于胸有支饮。可见二书对眩晕的认识都与水饮之邪密切相关。可惜的是，这种最常见的痰饮或少阳不和所致的眩晕，不仅未被临床充分重视，在教科书中也被放在次要地位。而江老通过临床和文献的深入研究，在拨开云雾后确立了眩晕当从少阳和痰饮以治的治疗大法。由此，小柴胡汤合泽泻汤即成了江老早期治疗眩晕的一个习用方。

后来江老在研究陈修园风火虚痰相关致眩之论说后，十分赞赏。"风非外来之风，指厥阴风木而言。"木旺则风生，风生则火发；木旺则克土，土虚则湿滞生痰。这种互相影响、相因为患的病机认识，极大地丰富了江老原来所持的少阳不和、痰饮为患的病机认识。一个风痰火虚的病机和针对该病机制订的新方柴陈泽泻汤终于在经历了漫长的探索研究后得以确立。

该方由小柴胡汤、二陈汤、泽泻汤三方合用加味而成。药用柴胡 10g、黄芩 10g、半夏 12g、人参 10g、炙甘草 6g、大枣 15g、生姜 10g、茯苓 15g、白术 15g、泽泻 20g、陈皮 10g、天麻 10g、钩藤 20g、菊花 12g 等药组成。方用小柴胡汤清解少阳，透达郁火，升清降浊；二陈汤和胃祛痰，行水降逆；泽泻汤补脾利水，清除痰饮，崇土治水。方中寓有功擅健脾祛痰之六君子汤和蠲饮止呕之小半夏加茯苓汤。而另加三药也甚为重要。《本草纲目》谓钩藤治大人头旋目眩，平肝风，《药性论》称菊花治热头风旋倒地，而天麻则被李东垣称为"眼黑头眩、虚风内作、非天麻不除"之除眩特效药，三药合用具有极强的息风镇静作用。

可见柴陈泽泻汤所针对的是风痰虚火相因为患的病机，它突破了历代文献风火上扰、阴虚阳亢、心脾亏虚、中气不足、肾精亏虚和痰浊中阻等单一病机的认识。其所针对的是视物昏花旋转、重者天旋地转、泛恶、耳鸣、眼目难睁不能站立等一类症状之"真性眩晕"。对于另一种"土虚木摇"的眩晕者，因仍为脾虚生痰湿和脾虚则肝旺而致，本方治法也合其理，故可施用。但其治却不包括头昏而无旋转感亦无呕恶等症状之头昏、头重者。

此外，《伤寒论》尚有其他眩晕，如 195 条之谷疸、198 条阳明病但头眩，197 条少阴下利之虚脱危证、165 条发汗吐下后之眩晕和表里俱虚之眩冒等。它们或因误治，或为危重之他证，俱非本方所宜。

至此，有关柴陈泽泻汤的确立和应用问题似已交代完毕，而严谨的江老并未在此止步，他以临床家的特有风范，向我们进一步提示了三个问题。

第一，此方针对的病机，风火、脾虚、痰浊三者不可分割，它们是造成眩晕的必要条件。《黄帝内经》云"诸风掉眩皆属于肝"。肝，风木之脏，与少阳相火互为表里，肝风木应同少阳相火挂起钩来，而少阳为病可见目眩耳聋(鸣)，说明它同眩晕关系密切。《金匮要略》云"见肝之病，知肝传脾"，陈修园讲"风生必挟木势而克土，土病则聚液而成痰"，十分精炼地道出了肝木与脾虚、脾虚与痰饮的病理关系，而《金匮要略》的支饮，其人苦眩冒，则突出了水饮的致病作用，故应综合考虑，不可孤立对待。

第二，不可囿于虚证居多之说。凡虚证，其来以渐，其治以缓。而眩晕发则突致，常为病者最痛苦而就诊的主证。这种清阳不升、浊阴上冒的主要矛盾，绝非采用补益之法所能见效的。有的人不善读书，被虚证居多的一个"虚"字牵着鼻子,忽视了全面分析,不重标本缓急、矛盾主次,更没研究矛盾的内在联系和因果关系,而错误地将不从虚治的治法讥为对症疗法。我却认为此时用柴陈泽泻汤是抓主要矛盾。

第三,不必惧畏除痰降火治法。有人认为,除痰降火不过是在紧急情况下的对症处理。可暂用,不可常用。中病即止,其说不无道理。但为什么会有"紧急情况"?必有导致的因素,而治疗之大法不就是急则治本,缓则治标吗?其实还是上条说的,不可囿于虚证居多一概而论。陈修园所说"言虚者言其病根,言实者言其病象,其实一以贯之也",故治眩晕宜遣用具有除痰降火等作用的柴陈泽泻汤治疗,在症状缓解后再培本。

六二 腹痛验方真武汤

江老一生治学十分重视继承。这种继承决不仅因崇尚仲景而只限于仲景学说,而是广纳百家。不仅如此,江老还极善于在理论传承中进行比较,在临床验证中加以确认。如对张景岳与陈修园同样敬重,对景岳之理论和文采赞赏有加,而认为陈修园之方的疗效更加确切,因此常使用陈修园之方。

真武汤治腹痛即为一例。

陈修园认为《医宗必读》对于腹痛部位的分法是不准确的。他明确指出李中梓脐上痛属脾、脐下痛属肝、当脐痛属肾的分法,是一种臆说,而认为脐旁左右痛乃属冲脉为寒气所凝,脐中痛甚者为肾气虚寒,而脐下痛者病属少阴,小腹两旁(即少腹)痛者当属厥阴及血海。

其中对脐下痛者,主以真武汤。陈修园对其病机的认识是,其痛起源于少阴水脏、太阳水腑得不到阳热之气的温煦,阴寒凝结于主水之两脏腑,而真武汤专主少阴水气,故能治之。至于太阳水腑虚寒,则主张用桂枝汤加炮附片及茯苓温阳化气行水以治。

此种类型之腹痛临床极为常见,江老通过长期临床观察,发现不用桂枝汤亦可,因为足少阴肾经与足太阳膀胱经相表里,虽同主水液而足少阴为主宰,总司人之阳气,少阴之虚寒得治,太阳之寒凝则可得解。也正因为此，若在真武汤基础上加大温补肾阳、攻逐寒凝之品，必更能增强疗效。于是选加了大温益阳，被《本草纲目》称为能治"冷气疝瘕，益右肾，暖丹田"的胡芦巴及专治肾间冷气和寒疝腹痛的小茴香，从而成为江老治疗脐区、脐下、脐周疼痛的一个专用方。当然，这种疼痛必须是痛而喜按，其腹不胀，二便尚调，舌淡水滑，脉迟无力者。

真武汤加味治腹痛，不仅反映了江老的传承特点，也反映了他发展不离本、创新不离宗的学术特点。

忆我早年凡遇脐腹痛而喜按者，一律用小建中汤，多数有效，少数无效者，再仿乌头桂枝汤意加用制川乌则多告愈。而遇始终不效者，则感技穷。后跟江老学得此方，乃豁然有悟：二方虽同主虚寒腹痛，而建中者，治在中焦脾土，真武汤者，镇下焦水邪；建中者，虚在气血，真武者，虚在肾阳；建中者，虚而兼寒，真武者，寒而兼水；建中者，治在甘缓，真武者，治在温逐。二方主治脏腑不同，虚寒程度有异，岂可取代。

2006 年一青年女子脐中及周围阵发性疼痛 3 年。疼痛常突起，痛时以热手帕烫敷可缓解，与月经或大便无关。西医遍做相关检查无阳性结果。久经中西治疗无效。患者面白少华，局部柔软，按之舒适，手足欠温，纳食尚可，脉迟细而弦，舌淡。诊为少阴虚寒腹痛，用真武汤加胡芦巴、小茴香、荜澄茄、肉桂。仅服 1 剂，自觉腹中有一种温暖感，疼痛减轻，服完 3 剂，疼痛全止。后续服 5 剂巩固疗效，再未复发。

医坛杂论篇

六三　研究仲景方必须研读《神农本草经》

江老强调研究仲景方必须要研读《神农本草经》。提出这点是因为很多人在解析经方药物作用时，常常引用方剂学知识，而方剂学主讲药物的配伍作用，不是真正意义上的单味药作用。另外，有些人以后世本草著作的内容诠释经方。这显然是不符合仲景组方时选药本意的。因此，欲明经方药用精奥，首先必须搞清方中单味药的作用，而这种作用记载，只有《神农本草经》最为可靠。原因有五点。

第一，仲景自己讲他的书是"撰用《素问》《九卷》《八十一难》《阴阳大论》《胎胪药录》"写成的，而《胎胪药录》后人认为即《神农本草经》。其所列重要参考书里仅此一本药物学，说明其用药基本沿于此书。

第二，两书虽均成书于东汉末年，而《神农本草经》却早于《伤寒论》，因此，《伤寒论》方的药物学基础必来源于《本经》。

第三，《神农本草经》总结了汉以前本草学的研究和应用成果，《伤寒论》总结了汉以前的临床治疗学成果。《神农本草经》非出自一人之手，《伤寒论》虽为张仲景撰写，而其大量之方必是早于他的诸多医家所创制，或是流行于世的有效之方。在这种众多药物研究者书写与众多医家制定方剂的学术演进过程中，诸方药物的作用必然是以《神农本草经》为标准的。这些方经仲景验证、整理、"提纯"而载入书中。因而《伤寒论》之方对于药物功效的认识，必本于《神农本草经》。

第四，经方所含药物反映了对《神农本草经》的继承。《伤寒论》用药

92 种，其中除甘澜水、苦酒、人尿、猪胆汁、粳米、饴糖等约 12 种附加剂外，其余 80 种药全部来自《本经》。

第五，经方用药高度契合《神农本草经》。以甘草为例，在《伤寒论》113 方中甘草使用达 70 次。为什么呢？原来《神农本草经》对甘草的作用介绍是"主五脏六腑寒热邪气，坚筋骨、长肌肉、倍力、金创肿、解毒，久服轻身延年"。它的"倍力""轻身延年"作用，决定了建中补益之理中、小建中汤类必用；它的"主寒热邪气"作用被用到了小青龙汤、麻杏石甘汤等诸多个方内；而少阴咽痛竟只用一味甘草以治，正是因该药"解毒"并能疗"金创肿"。这些作用若离开了《神农本草经》理论，而以甘草调和药性解释，不仅不准确，显然也是有悖仲景原意的。

六四　用单味药作用分析经方是研究
仲景学说的一个大毛病

经方的药物研究须本《神农本草经》，而对于经方药物的研究，江老认为还存在另一个必须正误的问题，那就是不少人只用单味药的作用来分析方用。方剂的作用绝非其所含药味作用的相加，同时，每味药的作用在不同配伍方剂里又因为环境的改变而发生着微妙乃至巨大的功用变化，这种变化完全是由药物配伍带来的。如果此时以单味药的作用去分析方用，极易产生困惑。如柴胡、升麻，二药本身并无补益作用，而众所周知，如补中益气汤无此二药则无补中益气作用。再如猪苓汤具利水而防伤阴生燥，利尿而兼导邪泄热之作用，方中的阿胶，单味药绝无利尿之功能，而这里同滑石配伍后则可产生润燥利水作用。

不仅如此，用单味药的作用去解析经方，有时会发现仲景完全"矛盾"的用药情况。如麻黄有肯定的发汗作用，因此用治"无汗而喘"，而同样是麻黄为主药的麻杏石甘汤却用治"汗出而喘"，不仅如此，麻黄在麻杏石甘汤中用量竟多于治无汗之麻黄汤中的用量。仔细研究两方的不同，仅一药之差，麻黄汤中麻黄配桂枝而发汗，麻杏石甘汤中麻黄配石膏而止汗。可见，从症状层面讲，不同配伍有时可发挥完全相反的作用。

由此，我们发现药物的作用应明确为两类，一为单味药作用，一为配伍作用。配伍作用随不同配伍而异，在药物学上难以单列，而在方剂学上却可突出反映，且具有重要意义，对于经方研究尤其如此。

这首先是因为仲景立方皆针对证，方随证出，而同一症状可因不同"证"产生，这就必然会导致针对病机的方出现在完全相反的症状治疗中，或与某症状完全"无关"的药用在治疗该症的方中。这时，只有以"证"的高度去理解，或从某药配某药所独具的特性作用去理解，才能获得正确的认识。另外，经方组方严谨，药味精纯，蕴含太多密码。它或为仲景所继承，或为仲景发现而记载，但均难从单味药的作用得以理解。如升麻鳖甲汤何以要用川椒，《古今录验》续命汤因何要石膏、干姜并用等，这类例子在经方中俯拾皆是。而它的有效性证明了其蕴含有密码。这种密码显然不是只从单味药研究这一方面所能完全破解的。

可见，研究经方，仅从药物角度来说，即存在两个需要特别提出的问题。一是对药物功效的考量，须本《神农本草经》；二是对各方中每种药物作用的认定，要注意其配伍作用和避免单味药研究法。明确这两大问题不仅对于经方的正确应用具有重要意义，对于论方而不论药的仲景书的研读，同样具有重要意义。

六五　七星功可健体延年

江老自幼体弱，每多病，且曾几次病重，而中年后直至老年，身体健康，并至 83 岁高寿。这与他坚持做一套健身功有着密切的关系。这套功名七星功。共七步，简单易行，容易掌握。只要坚持每日晨起或睡前做一次，必能健体强身，延年益寿。

预　备

双足合立，双手沉下。头顶天，足蹬地，十趾入泥。双膝上收，两眼观准，牙关紧闭，舌顶天堂，两耳不闻，心不乱思。呼吸由鼻，气贯丹田，两手端地，脚尖分开 90 度，共成 180 度为合格。恐分度数不确，以足下平肩为合格,用力贯通全身。

附:头上为天,胸前为地,小腹为仁,足下为和。右手为昆,左手为仑,右足为海,左足为外。

第 一 步

1. 两手端地,右手成掌,阳手向仑插出,增一力,变阴掌,扫过地,至昆,增一力,成拳,收回地。左手成掌,阳手向昆插出,增一力,变阴掌,扫过地,至仑,增一力,成拳,收回地。

2. 双手成阳掌向和插出,扇成拳,下庄,举上顶,开至昆仑,成掌,增一力,成拳,收回地。双手成阳掌,向地插出。

3. 十指刁面,密念七字,向仁推出。阴掌扫过仁,至昆仑,增一力,成拳,收回仁。

4. 两手插至和,扇成拳,收回,上庄,过地举上顶,成掌,增一力,开至昆仑,增一力,成拳,收回地。

第 二 步

1. 两手端地,成掌,阳手向地插出,增一力,变阴掌,扫过地,至昆仑,增一力,成拳,收回地。

2. 两手开至昆仑,成掌,增一力,变阳手,举上顶,增一力,成拳,收回地。

3. 插至和,扇成掌,下庄,成掌,举上顶,开至昆仑,增一力,成拳,收回仁。开至昆仑,成掌,增一力,变阳手,扫过仁,增一力,成拳,收回仁。

4. 成掌,插至和,扇成拳,收回,上庄,过地,举上顶,成掌,增一力,开至昆仑,增一力,成拳,收回地。

第 三 步

1. 两手端地,双手成阳掌,向仑插出(先转腰向仑),增一力,变阴手扫过地(一作仑),至昆仑(一作至地),增一力,成拳,收回地。双手成掌,阳手向外插出,扇成拳,收回地。双手成阳掌,向昆插出(先转腰向昆),增一力,变阴手扫过地(一作昆),至昆仑(一作至地),增一力,成拳,收回地。

双手成掌,阳手向海插出,扇成拳,收回地。

2. 双手成掌,插至和,扇成拳,下庄,收回仁(仍保持下庄姿态),成掌,增一力,开至昆仑,增一力,成拳,收回仁。

第 四 步

1. 两手端地,右手成阳掌,向仑插出。阴手,增一力,做掌拂面状,开至昆,增一力,成拳,收回地。成阳掌,向海(右足)插出,扇成拳,收回地。开至昆,成掌,增一力,成拳,收回地。

2. 左手成阳掌,向昆插出,阴手,增一力,做拂面状,开至仑,增一力,成拳,收回地。成阳掌,向外插出,扇成拳,收回地。开至仑,成掌,增一力,成拳,收回地。

3. 双手成拳,插至和,扇成拳,下庄,收回仁(保持下庄姿势),举上顶,成掌,增一力,开至昆仑,增一力,阳手,扫过仁,成拳,收回仁。

4. 成拳,插至和,扇成拳,收回,上庄过地,举上顶,成掌,增一力,开至昆仑,增一力,成掌,收回地。

第 五 步

与第二步同

1. 两手端地,双手成阳掌,向地插出,增一力,阴手扫过地,至昆仑,增一力,成拳,收回地。开至昆仑,成掌,增一力,举上顶,增一力,收回地。

2. 双手成掌,插至和,扇成拳,下庄,收回仁。举上顶,成掌,增一力,开至昆仑,弹耳27次以上,开至昆仑,增一力,成拳,收回仁。阳手扫过仁,收回仁。

3. 成掌,插至和,扇成拳,收回仁,上庄,过地,举上顶,成掌,增一力,开至昆仑,增一力,成拳,收回地。

第 六 步

1. 两手端地,成阳掌,双手向地(胸前)插出,增一力,阴手,开至昆仑,增一力,成掌,收回地。

2. 成掌，插至和，扇成拳，下庄，收回仁，举上顶，成掌，增一力，开至昆仑，增一力，成拳，收回仁。右手成掌，向仁推出，增一力，快动扫至昆，收回仁，插至仁，成拳，收回仁。左手成掌，向仁推出，增一力，快动扫至仑，收回仁，垂至仁，成拳，收回仁（以上一手7次，都是快动，两手共14次）。两手成掌，向仁插出，增一力，阴手，开至昆仑，增一力，成拳，收回仁。

3. 成拳，插至和，扇成拳，收回，上庄过地，举上顶，成拳，增一力，开至昆仑，增一力，成拳，收回地。

第 七 步

与第三步同

1. 两手端地，双手阳掌，向仑插出，增一力，阴手，开至昆仑，增一力，成拳，收回地。成掌，向外，左足插出，扇成拳，收回地。举上顶，成掌，增一力，开至昆仑，增一力，成拳，收回地。

2. 双手成阳掌，向昆（右手）插出，增一力，阴手，开至昆仑，增一力，成拳，收回地。成拳，向海（右足）插出，扇成拳，收回地，举上顶，成拳，增一力，开至昆仑，增一力，成拳，收回地。

3. 双手成掌，插至和，扇成拳，下庄，收回仁，举上顶，成掌，增一力，开至昆仑，增一力，成拳，收回仁。成阳掌，向仁插出。合掌刁回仁，手尖向心，密念25个字。向仁登出，扫过仁至昆仑，增一力，成拳，收回仁。成掌，插至和，扇快动，开至昆仑，增一力，成拳，收回仁。成拳，向仁插出，增一力，开至昆仑，增一力，成拳，收回仁。成拳，向仁插出，增一力，开至昆仑，增一力，阳手扫过仁，收回仁。

4. 成掌，插至和，扇成拳，收回，上庄过地，举上顶，成拳，增一力，开至昆仑，增一力，成拳，收回地。

六六 临床良医需视野宽阔

中医学在传承中，师徒的亲密接触度和紧密联系性以及代代相传的延续性，使这种关系具有了近乎血缘般的浓度。表现在中医先辈在带教弟子时常像教导子女一样地倾心倾力,这在大师们身上尤其如此。

我两次脱产跟江老学习。1976年跟师1年深感得到飞跃性提高后,1985年初,江老举办高徒班,事前他就通知我报考,我欣喜若狂地赴考并以优异的成绩被录取,之后开始了3年极为严格的跟师研习历程。3年中江老通过讲课、答疑、门诊带教、病房讲析、师生互动、专题讨论、命题作文、病案考试等各种教学方法倾其所有地教授学员。其间有严师的教诲,亦有慈父般的殷切。时隔30余年,每每翻阅当年录本竟有一种仍享受着严师慈爱的感觉。这是老师光辉人格的体现,也是他所代表着的所有中医先贤对后学的舐犊情深。

1985年8月29日,临床病案测验。

张某,男,25岁。

患者头痛,恶寒发热,心烦不安2天。服解表药1剂后恶寒发热暂除,但旋即又寒热如疟,傍晚益甚。舌苔黄,脉浮无力。

要求:试析病理,拟出诊断、治则、方药。

如果说这道考题并无太大异趣的话,那么紧接着下面的六点考试目的,则必令人大为感慨了。

目的:

1. 看看对条文的熟悉程度,方证对证程度。

2. 思维及联想情况。

3. 抓主要矛盾及分析综合能力。

4. 四诊合参和舍脉从证,舍证从脉、脉证合参的运用水平。

5. 对仲景治疗大法的掌握情况。

6. 对条文能否前后对照,彼此合参。

可以看出这是一道基于仲景学说的考题,它要求对应回答的同时,更要求超越对应的综合认知回答。这还不够,它还要求超越问题本身,以思维学、方法学深层次地进行答题。这不仅反映了老师对学生的严格态度,更反映了老师那种巴望学生进步的殷切心情。

本病属阳明病篇第240条"病人烦热,汗出则解,又如疟状,日晡所发热者,属阳明也。脉实者,宜下之;脉浮虚者,宜发汗。下之与大承气汤,发汗宜桂枝汤",其人脉浮而无力,故当用桂枝汤。

老师在解释本案时说道：本案表里同病，先治表还是先治里是关键。表里同病，正气旺盛，里实时应先治表以防传变，若里虚则当先治里，若表里同病而又不急时则表里同治。

他强调证候要互相对照。如葛根芩连汤证与桂枝人参汤证，二者均因误下，但却一用苦寒，一用甘温，这是因为前者系太阳病误下，表邪陷进阳明，内有里热；后者系太阳病误下后，证候已是太阴虚寒为主。此二条辨证时都是舍脉从证。而仲景对于脉证的关系，从来都是在重脉证合参的同时，并不放弃舍脉从证或舍证从脉的。这就是第 234 条、195 条、208 条虽均是迟脉，而治法却完全不同的道理。

短短一段解说，江老在用条文精神解析病案的同时，又生动地体现了从原则到具体的临床应用方法，从而折射出了这场测验深层的测验目的。

六七　消渴之治重在脾

江老曾指出，消渴之小便甜，有人责之于肾，认为是肾失摄纳，其实这不符合临床，应当责之于脾。脾在味为甜，故临床常用黄芪、山药等药补脾以摄精微。

消渴病名，首见于《素问·奇病论》。该论将消渴早期阶段称为"脾瘅"，将脾瘅病因归为吃得太好，长得太肥胖了；将其病机归于脾不行精，土气上溢；将其病位定在脾胃。《素问·奇病论》认为在这种病因的持续作用下，会阳郁而生热，气缓而中满，必然转化为消渴病。消渴病的治疗，宜用佩兰类辛平芳香之品，醒脾化湿以治。

这段经典著作，对由病之初的脾瘅到病之后期之消渴，从病因、病机、病位、病势、治法及演变关系，都做了明确的论述。细究之，任何一点都与脾紧密相关，都因脾湿肇始。

消渴与西医之糖尿病大体相同。糖尿病的形成有一个缓慢过程，它相似于消渴形成前的脾瘅阶段。而西医研究发现，一部分高血糖病人细胞内的糖其实是不足乃至饥饿的。原因是胰岛素抵抗或胰岛素分泌不足，不能把血糖转运到细胞内，这同中医的脾不散精、郁而生热也十分相近。西医认为,糖尿病是糖代谢、脂代谢、嘌呤代谢等紊乱,其产生与饮食、运动、年龄和情绪等相关,与中医的饮食伤脾,思虑伤脾,脾虚则湿郁,湿郁则生痰,痰郁则成浊、成脂、成膏,而蓄留为患的机制相似。即使糖尿病并发症中常见的糖尿病性胃轻瘫亦直接与脾胃相关。因此,糖尿病与脾的关系不仅是密切的,并且是全程相关的。

由于消渴(糖尿病)是一个多系统异常的疾病,不仅有郁、热、虚、损的不同阶段,也有气滞血瘀的病理基础存在,且其后期还可能因五脏所伤,穷必及肾而出现肾阳亏损、肾阴涸竭等病理表现,需要按不同情况辨证论治。

因此,江老强调一般情况下对消渴之辨治,应首重其脾。这不是对治肾的否定,而是因为治肾不仅是在该病后期方会用到的治法,也不是治疗消渴的基本法。江老的这一观点,不仅是对临床的正视,也是对经典的深度解读。

六八　重视单方验方但不可过于倚重

单方验方在我国医疗环境中是一个不能忽略的话题,那是因为它悠久的存在历史和广泛的民众实践。直至 20 世纪中叶,我国民众,特别是广大乡村群众,一旦有病首先不是求医,而是自用单方验方治疗。如小腹冷痛以吴茱萸煎汤喝,呕吐用生姜汁治,腹泻食马齿苋,受凉以紫苏、生姜煎服,积食服炒麦芽,回乳以大剂量炒麦芽,麻疹发热服芫荽煎水,咳嗽以雪梨蒸贝母,中毒以绿豆煎水喝,高热以白糖拌鲜蚯蚓化水饮,便秘服蜂蜜……大部分人只有在用这种单验方治疗无效时,才去求医问药。不可否认的是,这种治疗确实解决了一部分问题。同时,单方、验方还被作为特殊之用,如重体力劳作时为抗累抗喘嚼服蛤蚧尾,下水作业时为抗寒冷服少量砒霜等。

单方验方在中医学治疗体系里一直占有一席之地。举凡《备急千金要方》《外台秘要》等大型医学著作中均有不少单方验方记载。而其中集单方验方之大成者,当数《肘后备急方》。此书自晋代葛洪于公元 3 世纪末著成后，经梁代陶弘景等人加以增补，载方达101首。而后又经金代杨用道将《证类本草》的单方编入，共成8卷53类，广涉内外妇儿各科常见病、多发病及各类急症之治疗。《肘后备急方》以"青蒿一握，以水二升，渍绞取汁，尽服之"等寥寥几字，开启了后世研究者的创新思维之道，从而砸开了摘取诺贝尔桂冠之门。这些单方验方迄今还在民间广为流传和应用，如遇心腹胀痛，烦满短气，未得吐下之挥霍缭乱者，以开水兑化约100g食盐，待冷后一次服下，使之呕吐。又如，遇水肿，以大鲤鱼一条，去头尾及骨，专取其肉与约300g赤小豆同煮熟烂，用纱布滤掉其渣后，一至两次服完。

江老一生躬身临床，勤于实践，对单方验方从不排斥。他认为辨证论治不能统治所有病证。有的专病所用的专方，实际就是验方。一些药味较少，只具体应对某病或某一症状的有效之方，更属单验方。因此，仲景书中也有单验方的使用。如头风摩散治头痛，救卒死方（薤捣之灌鼻中）治昏迷等。

单方验方也为政府所重视。20世纪中叶，政府多次发起全国采风活动，各级医院医务人员走出院门，赴民间采集单方验方，集得了大量治疗各种疾病的方子。

老师重视单方验方的学术思想，明确体现在其教学过程之中。1988年2月，高徒班三年学习期满，学员们即将结束学习返回各自的工作岗位，一次别开生面的教学活动开始了。这次活动要求不讲理论，不搬书本，只介绍你从医以来用治某病某证特别有效之方，内容只讲方名、药名、适应证、重要加减及剂量有特殊要求者。由于学员都是从事临床工作多年者，各人都有几个方可荐，因此共用了两个半天，推荐了数十个方。这次专方验方的运用交流会，竟成了三年学习期满的最后一场学术活动，这种看似偶然却是必然的活动，不仅反映了江老始终看中临床，而且也反映他重视单方验方的学术思想。

然而，作为职业医者，对单方验方的使用是需要正确态度的。因为它使用标准不明确，应用情况混乱，有效度判定难，再加上社会上存在不少人因牟利而打着单方、验方、秘方的幌子招摇撞骗等复杂情况，需要职业医者以专业的鉴别眼光进行筛取。而江老的态度是，需要重视，可以验证，可以拿来使用，但切不可过于倚重。一是必须考察验证，绝对行之有效者方可采用。另一点尤为重要，那就是要坚持辨证论治为主。时时注意锻炼自己的辨证论治能力，不可将注意力放在单方验方上面，那样容易陷入简单化、片面化的圈子，进而降低自己的辨证论治水平。

六九　黄芪在儿科可广泛使用

对经方单味药作用的考察应本《神农本草经》，这是江老研究经方的一个重要学术思想。而黄芪在儿科中可广泛使用，正是这一学术思想的延伸。因为《神农本草经》有黄芪可治小儿百病的明确记载。本此记载，江老谓黄芪在儿科临床有广泛应用的机会，不必等到有明显气虚见证时才用，并将之称为儿科圣药。

细究这一说法源于两个方面：一方面儿童疾病，不在邪多，而在正虚，即所谓"脏腑薄，藩篱疏，易于传变；肌肤嫩，神气怯，易于感触"。另一方面则是黄芪本身的作用优势。黄芪有"耆"之名，说明它无毒无害而能延年益寿。它是补气诸药之最，可促难以速生之血较快增生。它补肺气，实腠理，无汗能发，有汗能收。

忠于单味药功效的深入研究，是必须重视的一个问题。因为只有这样才能真正运用好该药，也才能够发掘该药的潜能和创新该药的应用。如柴胡用于急腹症，正是对其具有"推陈致新"功用的发掘使用。同理，黄芪所具"耆"可保人长寿的作用，对于稚阴未长，稚阳未充，五脏六腑成而未全，全而未壮之娇弱之体的儿童，也一定会有一种机体保护和体质增强作用。而这一中医学单味药发掘应用的成果，得到了这些年来对黄芪药理深入研究的证实。研究发现，黄芪对机体的干扰素系统有明显刺激作用，可促进机体体液免疫和细胞免疫，可延长细胞在体内存活时间，因而能提高抗病能力，增强毛细血管抵抗力。黄芪广泛用于儿科疾病不仅具有经典论述之根基，更为西医研究所完美诠释。

我们为迟来了两千年的全新解释而赞叹，我们为两千年前先圣们的伟大发现而骄傲。而我们更应当为江老这类珍视前贤的点滴宝贵发现，并且用一生去验证、去传承的伟大科学精神而喝彩。

七〇　泌尿道结石辨治心法

　　泌尿道结石大体属石淋。但"淋证"一般有小便淋沥刺痛，而结石并不都有滴沥刺痛。因此，有的泌尿道结石当归属于血尿、腰痛。张仲景以"小便如粟状"作为石淋之特征性症状。《中藏经》在明确其主要症状为小便中下如砂石后，追溯其病因为"虚伤真气，邪热渐深，积聚而成砂"，并形象地将这一病因以"如水煮盐，火大水少，盐渐成石"作解。这一认识经巢元方以"诸淋者，由肾虚而膀胱热故也"加以总结后，"肾虚而膀胱热"六字成为包括石淋在内的所有淋证的总病因。但反观临床，石淋从虚论治者甚少，而以八正散、石韦散类清热泻火、利湿通淋者多，而疗效却并不佳良。石淋以热象为表现者，亦非普遍。怎样认识这种理论与临床不符，又怎样才能对泌尿道结石进行正确治疗呢？江老认为，导致石淋发生的"虚"不专言肾，更言中气。这在《灵枢》即有明确描述。如在《灵枢·口问》篇里，论述了所有空窍之病，皆因邪走空窍，而邪之所在皆为不足，这才有了中气不足，升降障碍，致二便失常之病，这就是"中气不足，溲便为之变"的道理。而淋证之热皆由郁起，这种郁热并非皆以热象为临床表现。因此，泌尿道结石实因中气不足，气机不畅，局部壅滞，郁久成石。这一病机认识使江老采用了异于常规的治法。那就是石淋而伴感染症状者，采用四逆散合金铃子散加味；石淋无感染而有气虚见证者，用补中益气汤；石淋无明显兼证且病程不长者，用通淋化石汤。

　　具体应用如下：

　　四逆散合金铃子散方：柴胡 12g，白芍 40g，枳壳 15g，甘草 10g，川楝子 10g，延胡索 10g。

　　适应证：石淋伴尿频尿急尿痛，或腰部绞痛，少腹拘急，或尿中带血，甚或发热。

　　加减：发热加金银花、紫花地丁；尿血加小蓟、大蓟、广三七、白茅根；拘急疼痛者，重用白芍，可用至 80g；尿痛者，加琥珀、海金沙、滑石；腰痛甚者，加乳香、没药、牛膝。

　　补中益气汤方：人参 12g，黄芪 30g，当归 12g，陈皮 12g，炙甘草 10g，柴胡 10g, 升麻 10g, 白术 12g。

适应证: 气短神疲, 懒言多汗, 病程较长, 久服通利之品, 或劳累即发溲便疼痛。

加减: 尿频加山药、鹿角霜、覆盆子, 尿失禁加菟丝子、山萸肉、桑螵蛸、金樱子。需要特别强调的是, 本方黄芪用量宜大, 一般在 30~100g。

通淋化石汤方: 鸡内金 20g, 金钱草 30g, 海金沙 30g, 石韦 15g, 冬葵子 30g, 茯苓 15g, 桂枝 10g, 琥珀 10g。

适应证: 本方可作排石通剂, 即适用于既无尿路感染类症状, 也无气虚表现, 同时无久服通利药之史者。

加减: 血尿加花蕊石, 腰酸痛加怀牛膝、杜仲, 尿涩痛加滑石、甘草。体质较弱者加黄芪、人参。

江老特别指出: 车前子具有很好的通淋化石作用, 以上三方在临床应用治疗石淋时皆须加入。宜炒熟吞服, 一般一剂 10~30g。另本病之治一般皆非一剂两剂可愈, 以上三方皆可持续服用, 一般以一个月为一疗程, 中途可随证加减。期满后无变化者, 可另图他法。

七一　慢性肾炎多虚实夹杂不可纯用补益

慢性肾炎属中医水肿、腰痛、肾风等范畴。此病由来以渐, 病程较长。有的甚至隐匿而症不显, 被人忽略致发展成关格等重证。因而, 对慢性肾炎的正确治疗, 不仅可使其长期缓解, 更可防止其发展演变为关格类难治性重证。

慢性肾炎常以腰胀痛、水肿、少尿、血尿、蛋白尿等为主要临床表现。治疗时医者每因其病程长, 且受"肾多虚少实"传统认识等因素影响而从虚论治, 以图补肾而制水肿, 补肾而摄精微, 从而消除其症状。江老认为, 慢性肾炎多虚实夹杂, 纯虚者极少, 因而, 绝不能用纯补的治疗法则。

在长期临床中江老发现, 慢性肾炎以两种类型为常见。

第一种为脾肺气虚, 三焦湿热蕴结。表现为面目及四肢浮肿, 短气懒言, 面色苍白或萎黄, 纳少便溏, 倦怠, 神疲, 口腻口苦, 腹胀便秘, 尿少色红,长期蛋白尿或血尿。宜补脾益肺,宣畅气机,渗利湿热。方用防己黄芪汤合三仁汤化裁。药用:防己、白术、黄芪、桔梗、杏仁、薏苡仁、厚朴、半夏、竹叶、通草、滑石、人参、茯苓、黄柏、泽泻等。肿甚者,加桑白皮、茯苓皮;湿甚热轻者,加白蔻仁;腹胀者,加大腹皮;兼见疮疡者,加赤小豆;肿甚加蝼蛄;平时可用玉米须、谷精草代茶饮。

第二种为肝肾阴虚,下焦湿热蕴结。症见面晦无华,全身浮肿,睡眠多梦,血压升高,腰膝酸软,疲乏无力,头昏目眩,面红口干,尿涩尿少,大便干结。舌红苔黄少津,脉象细数。治宜补养肝肾,清利湿热。方用杞菊地黄丸加味。药用:枸杞子、菊花、生地黄、熟地黄、茯苓、泽泻、牡丹皮、山萸肉、山药、车前子(研末冲服)、白芍、怀牛膝、白茅根等。若目昏目眩,视物昏花,加二至丸;若尿赤尿少,加海金沙、滑石;若头昏耳鸣,潮热乏力者,加龟甲、鳖甲;若血虚,血尿者,加阿胶;血压高者,加珍珠母、石决明、地龙、决明子。

当然,慢性肾炎临床并不止以上两种类型,其他如阴虚湿热、瘀血内阻、湿热内蕴、脾肾阳虚等亦常见,但江老特提以上两证,一是临床比例大,二是突出慢性肾炎虚中夹实的基本病理特征。这些特征之所以被称为"基本",就是它贯穿于此病的全过程,存在于病的每一种临床类型之中。因此,江老特别强调,纵然蛋白尿久不消失者,亦不可唯予补养与固摄。纵使尿中红细胞长期存在者,也不可单独给予温补肾命,更忌用耗血动血之药,盖因肾只可调治而不可戕伤也。而对一些脉舌无异,似无湿热蕴滞者,若恣用纯补,则会加重病情。

七二　产后尿潴留不能通利

小便不利的根本原因在于膀胱气化失司。膀胱为"水腑",而三焦为水道,膀胱气化失司,三焦失于通调,则可导致小便不利,甚至小便不通。造成膀胱气化失司的原因很多,但均涉及肺肾。因肾司二便,与膀胱为表里,肺主一身之气,通调水道,下输膀胱。

妇人产后小便不利,病机亦不出以上范围,但导致的原因则有其特殊之处。它的特殊在于分娩耗气伤血，素体平日虚弱者，新产后肺气更伤。肺伤气虚则无力通调水道，致小便不通。

这类患者表现为少气懒言，汗多息短，肢软神疲，小便不通，尿液潴留，小腹胀急，舌淡脉缓。

江老认为，对于此类病人应严禁使用通利之品，只可补益中气，兼用宣通肺气之品。这样方可使肺气得充，恢复其主气调水之功；气郁得解，气机流畅而水液得行。这一治法，适用于绝大多数产后尿潴留者，因而，可以作为该证常规治法使用。

方用补中益气汤加杏仁、紫苏、防风、桔梗等。一般一至三剂，多可见效。

当然，产后尿潴留还有另外一些类型，如寒邪乘虚侵袭而致膀胱收引不尿，或肾气素虚，复遇新损而致无力行使司宰二便之权，致尿液潴留等一些不同情况，而证之临床，终属少数。偶见之，以化气行水或补肾温阳法治之可也。

七三　项强辨识

项背强几几一证，在《伤寒论》太阳病篇有条文明确记载。其无汗恶寒者，用葛根汤，汗出恶寒者，用桂枝加葛根汤。这应该是尽人皆知的治法。而江老为什么还要提出"辨识"呢？因为人们都只知项强属太阳而不知此证多涉少阳。

江老于此证之辨析十分精确。

1985年某日门诊，一青年民警因4天前淋雨，一直身着湿衣未换，次日开始身痛肢痛，心中微微欲呕，时自汗出。我见其证甚为单纯，完全符合"太阳病，项背强几几，反汗出恶风者，桂枝加葛根汤主之"，遂毫不犹豫地开了桂枝加葛根汤全方。老师在审方时用手按查了患者项部，发现"强痛"主要在双耳下部，连及项之两侧，遂改为柴胡桂枝汤加味。

药用：桂枝10g，柴胡12g，黄芩10g，人参10g，炙甘草10g，防风12g，半夏12g，白芍30g，大枣15g，葛根30g，生姜10g。

服药 2 剂,患者来电话告知,其证已愈。

此证诊余,老师告曰:足太阳之经脉,起于目内眦,上额、交颠、络脑、下项,挟脊抵腰。其部位在"挟脊"。而足少阳之经脉起于目锐眦,上头角,下耳后,至肩,入缺盆,下胸,贯膈。其部位在"下耳后至肩"。此患者粗略诊之确属项强痛,结合其各种表现,似属太阳病桂枝加葛根汤证,而稍加查验即可发现其"强痛"之部位不在正脊而在"下耳后至肩",故邪之所犯当属少阳经。况《伤寒论》146 条明确写道"伤寒六七日,发热,微恶寒,支节烦疼,微呕,心下支结,外证未去者,柴胡桂枝汤主之",此患者发热恶寒,身痛肢痛,微呕,也为柴胡桂枝汤之证。

这一分析,不仅道明了病人貌似太阳病而实乃少阳病的机理,纠正了我所开的方药,更重要的是揭示了一个在仲景学说研究中极少有人提到的问题:"项背强几几"非仅属太阳病,少阳病也常涉之。另外,它还提醒我们,临床不查同中之异,不辨似中之殊,轻则不能准确对证,重则有时可能造成毫厘之差、千里之谬的恶果,不可不慎。

七四 《金匮》附方万勿小视

仲景著作中《金匮要略》同《伤寒论》相比,有一个重要的不同点,那就是前者有"附方"。所谓"附方",即并不列于条文中,甚至并不列于正文内,而只在篇末加以附录的一些方。这些方在全书除《杂疗方》《禽兽鱼虫禁忌并治》和《果实菜谷禁忌并治》等三篇附录篇章外,出现在 22 个正文篇的 10 个篇章中,有近 30 首。

由于历来读仲景书要求的是熟背条文,条文以外的附方当然成了不被重视的部分。这种不被重视,在中医以院校教育为学术继承主渠道的情况下变得更为突出。由于受课时限制以及教师喜爱点、体会度、有无应用经验等诸多因素影响,《金匮要略》中很多条文是没有讲到的,正文尚且没有全讲,又怎顾得上讲附录之方,这就使附方基本沦为了事实上的附属地位。

说是"基本",是因为尚非全部,它们中还有那么一两首方因历代久用不衰而融入了我们的方用潮流。如肾气丸、《千金》苇茎汤。而其余诸方则或被人并不经意的以单味药形式加入他方中使用,或无人问津而久束高阁。

江老对附方的重视源于其在临床的深刻体验。这种体验尤以《金匮要略》中风历节病篇末所载附方《古今录验》续命汤的运用最为深刻。二十世纪三四十年代,江老在跟师陈鼎三先生时,见其将此方用治突然瘫软或身体强直拘急、语言不清,问之不知所苦的一类患者,一用即效。中华人民共和国成立后,在其调入综合医院参与查房时,一遇吉兰-巴雷综合征、急性脊髓炎、氯化钡中毒等以上述症状为表现的病人,投之即效。其见效之快速,疗效之佳良,堪称神奇。这使江老深刻地认识到附方绝非附带。

在江老这个学术思想指导下,我不仅拓展了《古今录验》续命汤的应用病种,而且拓展到了上述诸病后遗症的治疗,使这一附方的治疗功能不断得到发掘和传播。

在对附方的深入研究中,我发掘了《千金》内补当归建中汤。该方组建并不特别,仅小建中汤加当归四两,或曰黄芪建中汤以当归易黄芪。而仲景在用治产后虚痛、拘挛诸症并见之外,一个特殊用法引起了我的注意,那就是"产后一月日得服四五剂为善,令人强壮宜"。说明此方在产妇没有任何症状时,可以于满月后常规服用四五剂,这样能促进体质在恢复的基础上变得强健。由此我对健康产妇拟就了一个药物养护法,即初产常规予小柴胡汤两剂以和其血气而防郁冒,旬日内服生化汤二三剂逐瘀生新,满月后服内补当归建中汤五剂以壮其体。作为"产妇护体三要",本法用于临床,使不少产妇郁冒发病减少,腹痛症状减轻,体质恢复良好。

当然,这是用于无症状之正常产妇,若有症状者则当辨证论治。

七五 有的药品是不能替代的

中药药品数以千计,本草学家们将其分类,把作用功效相同的归为一类。每类均有数味或数十味。通过分类后,同类药中的药品性味功效大体相同,因而常可叠加使用或互换使用。而深入研究,任一类药中的不同药味都存在着作用差异。如同为寒凉药，石膏与黄连作用差异甚大；同为热药，附子与干姜作用完全不同。而有的药性味作用虽同，但作用点有异。如同为清热解毒药，漏芦与蒲公英对乳痈特效，而草红藤、败酱草对肠痈疗效独佳。这还仅是既明其理，又明其用的一些药的差异。另有一些药品至今我们还处在只明其用，不知其理的阶段。即用之疗效确切，而并不能透彻地阐明道理。如菟丝子治颜面发黑，若说黑乃肾之所主，肾虚致其色外露。菟丝子补益肾阳，肾阳得助，故能使面黑消散。然补益肾阳之药多矣，为何其他药没有这个作用？显然，这涉及一些药品的不可替代性问题。这是一个临床广泛涉及而重视却不够的问题。其实，只要深入临床即可发现，中药的使用存在广泛可互换使用空间和独依此品无药可代两种情况。由于中药品种太多，互换使用顺手即可开出，因此，对不可替代性研究偏少。除附子回阳救逆、桂枝解肌和营、柴胡和解少阳等极少数药的不可替代性被人重视外，其余药品的不可取代性并不被人重视。这就使很多药品的某种独特作用被湮没，使很多危证、重证、疑难证一用某药即可得治的病人没有得到应有的治疗，从而也使中医整体治疗水平没有发挥到应有高度。

因此，江老在临床上非常强调一定要十分重视药品的不可替代问题。

为表达对这个问题的重视，江老进行了一次别开生面的教学活动。即请来一个重症治愈者，现场回忆自己的得救经过。

患者周某，女，43岁，教师。

自述：1981年3月8日晚饭后，突感右脚挛痛，夜间开始发热，第二天患脚不能触地，被背上汽车送入医院。住院后先用青霉素无效，后又用链霉素、庆大霉素及新生霉素，并口服红霉素3天，高热仍然不退，口唇已干裂，进食流质也会呕吐，只能喝少量橘子水维持。脚红肿严重，已不能翻身，手和大腿布满红色疹点。因病情不减反而加重，后请江老师会诊。江老师会诊后说是风温，开了两剂药，内有犀角。因医院早已禁用犀角，第一剂以水牛角代替犀角，服完后没有效果。朋友听说需用犀角，把自己早年存放的一块送来，我的丈夫用水磨了一碗犀角汁，加入熬好的中药内。我一气喝下，随即全身毛毛汗出，体温下降，并感到十分舒服。第二天体温稍微回升了一下，江老师又开了三剂药，服后肿痛更消了很多，体温一直降至正常，后坚持又服了两剂中药，外敷硫酸镁，不久就完全好了。当时，江老师说我是风温，不死也要脱层壳。后来，果然全身脱壳。治疗中，我感到主要作用是中药。

病人介绍完后，江老做病历分析。

病人3月9日入院，12日会诊，几天来体温持续在39.5℃以上，突出表现是舌起芒刺，以手轻扪完全刺手，舌有裂纹。风温是病名，病机是气血两燔，即邪入营血而气分未罢，开清瘟败毒饮。西医诊断：右大腿蜂窝织炎，伴脉管炎，丹毒，并有败血症？

从这例病人的治疗经过，我们可以得到很多启示。

第一，有的药品是不可替代的。第一剂药用水牛角无效，第二剂加用犀角后立即见效，并使病情稳步下降直至痊愈。这说明犀角对于重证之清热凉血解毒的特殊作用，不是其他药可以取代的。犀角虽然已经禁用，失去了作为药味的不可取代的代表性作用，但它所标示的药物的不可替代性作用，却依然具有普遍指导意义。如我早年因悬饮病危用豁痰丸，初无竹沥以萝卜汁代完全无效，找来鲜竹沥加入后，一用即效，使我迅速脱离险境而获痊愈。

第二，本例所用清瘟败毒饮由经方白虎汤和时方犀角地黄汤、黄连解毒汤共同组成，是一个融经方与时方为一炉的用方例证。它体现了经时方并重的学术原则。

第三，本方无发汗药，而服后却随即"毛毛汗出"。此似釜底火猛而釜中无水，撤其薪或加水于釜则蒸气自起。由此，我们可以进一步认识到，服药前无汗乃阴伤无汗，服药后热去阴复，毛毛汗出，乃阴阳自和之佳象。

第四，有人说个案不可重复。其实，只要病机辨识准确，药味选用精准，完全可以重复。本例说明，单犀角一味药都能重复。

第五，本例第二诊时病势已挫，热肿痛红均大减，而出现微呕，属大病瘥后，虚羸少气。开五味消毒饮合竹叶石膏汤，彻底荡除余毒。本"诸痛痒疮，皆属于心"，加导赤散。嘱服三剂，停药而收全功。

第六，所谓效不更方要看什么方，大凉大热之剂，在衰其大半后就要改弦易辙。

在做完上述介绍后，江老稍停片刻，用他那惯常斯文而又毫无指责之意的语调说道，这个病人若单从病历看，小结时连请中医会诊都没提，更不用说承认是中医的疗效了。我看着老师平静而不乏蕴意的表情，细声却充满无可辩驳的声调，深深感到这是一种喟叹，更是一种大音希声的力量体现。

多年后的今天，当我在整理昔年这篇现场记录稿时，除了觉得老师"有的药味不可替代"这一学术观点必须弘扬外，更深深感到老师恪守"水利万物而不争，处众人之所恶，故几近于道"的高尚的精神风范。

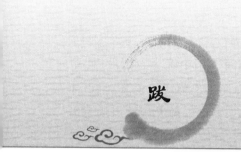

跋

当笔头写完了全书最后一篇，最后一个字的时候，我搁笔长舒，一种如释重负的轻快感油然而生！因为我终于将先师的学术宝匣送上了时代列车。由此，他的学术思想将在广阔的天地间展示风采，施惠四方。

75 个学术观点，犹如 75 个品种不同、酸甜有异、大小有别的瓜果，他们未必个个适口，但绝对有令你大快朵颐之品！因而，无论饥渴者、品尝者，还是鉴赏者，行走在这片瓜果田园里，定会使你产生"耳闻之不如目见之，目见之不如足践之"的感慨。

收获着先师种下的硕果，回望着培育果苗的来路，在蜿蜒曲折的道路上，还能看到一行行一串串浅浅深深的脚印，那是在先后两次跟师学习四年多的时间里踩下的，也是在撰写此书的 400 多个日日夜夜里留下的。我是多么希望今天奉献的一园"瓜果"，被无数人食用后能融入血液，化作动力，去进行新的探求和播种啊！

倘如此，则不仅不负先师所望，也足可聊以自慰了。

刘方柏

2018 年 7 月 22 日

于乐山寓所书屋